Una enfermedad moral

Soledad Puértolas

Una enfermedad moral

EDITORIAL ANAGRAMA
BARCELONA

Portada:
Julio Vivas
Ilustración: «Interior de restaurante»,
   Van Gogh, 1887, Otterlo, Rijksmuseum
   Kröller-Müller

Primera edición: Trieste, 1982
Segunda edición: Trieste, 1983
Tercera edición: Anagrama, 1988

© Soledad Puértolas

© EDITORIAL ANAGRAMA, S. A., 1988
   Pedró de la Creu, 58
   08034 - Barcelona

ISBN: 84-339-1762-5
Depósito Legal: B. 8069 - 1988

Printed in Spain

Impreso en Libergraf, S. A. - Constitució, 19 - 08014 Barcelona

NOTA A LA SEGUNDA EDICION *

Releer lo ya publicado para una nueva edición, enseña lo que uno ya creía saber, aunque nunca se sabe suficientemente. Siempre se puede seguir corrigiendo. Pero el tiempo transcurrido se ha llevado la voluntad, y el interés, a otra parte.

Ahora se comprenden mejor las observaciones críticas recibidas meses atrás. Ha sido superada, olvidada casi, la primera reacción de defensa. Y, sin embargo, curiosamente, uno corrige siempre algo que los otros no han visto como «malo» y está tentado a no respetar lo juzgado como «bueno». Y eso es lo alentador: la obstinada tendencia que nos hace avanzar hacia algo, desconocido y, de algún modo, claro.

S. P.

Pozuelo de Alarcón, 29 de abril, 1983.

* Esta nota corresponde a la edición efectuada por Trieste en el año 1983.

A Diego y Gustavo Pita

PROLOGO A LA SEGUNDA EDICION *

«Prólogo» parece una palabra demasiado formal para lo que voy a decir aquí. Es, sin embargo, la palabra correcta y resultaría absurdo sustituirla por otra. Las colecciones de cuentos suelen estar precedidas de unas palabras de presentación. Ellas deben sugerir cierta coherencia entre los cuentos, un remoto criterio de orden.

A decir verdad, a mí me gusta dar este tipo de explicaciones. Cuando uno escribe algo, siempre se queda con las ganas de explicar cómo y por qué escogió un tema o un personaje, porque los temas y los personajes, cuando el relato está ya concluido, empiezan a dar vueltas en la cabeza y está uno obligado a pensar en ellos.

Decidí reunir estos cuentos bajo el título de Una enfermedad moral, *que es el título de uno de ellos, porque, de una manera u otra, todos los personajes*

*Este prólogo corresponde a la edición efectuada por Trieste en el año 1983.

tienen problemas morales. Me pregunto si, en el fondo, todos los cuentos no son cuentos morales. El concepto de moral es tan amplio como subjetivo y sería inútil que yo tratara aquí de definirlo. Qué es exactamente una enfermedad moral no lo sé. Lo leí aplicado a un artista italiano del siglo XVI y me gustó, porque me dejó llena de vagos pensamientos. Me gustó por su soberbia vaguedad. En esa «enfermedad moral» es posible imaginarlo todo.

Estos relatos surgieron después de escribir uno que, al fin, he dedicido no recoger aquí. En parte, porque ya se ha publicado [1] y, en parte, porque al ser el primero de una serie de cuentos, resulta bastante distinto de todos ellos. Pero yo estoy muy agradecida a «A través de las ondas», porque, aun cuando está escrito con esfuerzo y hubo que realizar bastantes versiones y sé que se resiente de exceso de seriedad y de exceso de trabajo, fue el responsable de la relativa facilidad con que, meses después, fueron surgiendo los demás. La molesta obstinación que me acometió al escribirlo tuvo, afortunadamente, su desquite.

Muchos de estos relatos están escritos desde esa línea fronteriza en la que es difícil distinguir lo que pasa de lo que no pasa. Todos giran en torno a la posibilidad de la aventura. Algunos personajes se creen el centro del mundo, otros viven de espaldas a él. Pero en las vidas de todos ellos existe o puede existir un momento de belleza, de comprensión del

1. Antología de Imelda Navajo: *Doce relatos de mujeres*, Alianza Editorial, Madrid, 1982.

mundo y de sí mismos. Unas veces, sucede antes de la aventura, «La indiferencia de Eva»; otras, al rechazarla, «Un país extranjero»; otras, al buscarla o al no poderla alcanzar, «En el límite de la ciudad», «La llamada nocturna»; otras, en la misma indiferencia, «Koothar».

«Contra Fortinelli» supuso una experiencia distinta. Es un relato insolente y aparentemente frívolo que fue muy divertido escribir. Quería que el personaje central llegara hasta el final con todas las consecuencias. Me animó el resultado y, algo más tarde, me atreví a abordar temas nuevos.

«La vida oculta» y «La orilla del Danubio» ocurren en algún lapso de tiempo del siglo XVII y sus protagonistas fueron soldados del Imperio. Si yo hubiera tenido la necesaria paciencia y vocación como para ser historiadora, me hubiera dedicado al estudio del siglo XVII. Es un siglo extraño. Es como una enfermedad moral. Pero ni son, ni pretenden serlo, relatos históricos. Me valgo de esa época y de esa circunstancia para expresar muchas de las preocupaciones de mi vida. En «La vida oculta», a Sandoval le es revelada la belleza después de una rutinaria carrera de guerras y amor. Y queda transtornado para siempre. Hay cargas con las que es difícil vivir. «La orilla del Danubio» da cuenta de la larga vida del soldado Torreno. A Torreno le suceden muchas cosas porque está predispuesto al olvido. Es también difícil ser como Torreno. Creo que para él no existe el tiempo.

La idea de «Una enfermedad moral» surgió casi como se cuenta en el relato: en un restaurante de un país extranjero. Sólo que quien me la dio no se parece nada a Juan R., el protagonista. Pero fue la misma persona quien pronunció las últimas palabras del relato y quien, más tarde, sugirió que sirvieran de título para este volumen. Yo iba a dedicarle este relato, pero, al fin, le dediqué el anterior. El relato de Juan R. sólo pertenece a Juan R. y a cuantas personas puedan identificarse con él. «La orilla del Danubio», como ya he dicho, da forma a alguna de mis preocupaciones esenciales. Tal vez sea lo mejor que pueda dedicar.

Escogí «El origen del deseo» para cerrar esta colección porque es como una conclusión. Las confesiones se hacen al final. Después, ya no queda mucho que decir. Es el único cuento en el que estoy totalmente identificada con el narrador. En los otros relatos escritos en primera persona, «La indiferencia de Eva» y «Una enfermedad moral», el narrador es, obviamente, un personaje más. Es un cuento íntimo y todos sus personajes y todo cuando en él sucede es real. Escribir un cuento sobre la propia vida es algo que uno siempre quiere hacer, pero no siempre puede. Yo me he permitido, al fin, hacerlo, y se lo dedico a mi madre porque ella es la única persona capaz de entenderlo como deseo que sea entendido.

Este libro, por muchas razones, está dedicado a mis hijos. Pero creo que a ellos les parecerá bien *si, desde estas líneas, amplío la dedicatoria. Porque muchas veces, al escribir estos relatos, he pensado en todas esas personas desconocidas cuyas vidas han estado marcadas por la melancolía de lo inaccesible.*

A todas ellas van también dedicadas estas páginas, con el extraño y alentador afecto que sólo es posible mantener entre personas que no llegan a conocerse nunca.

S. P.

Pozuelo de Alarcón, julio 1982.

UN PAIS EXTRANJERO

La señora Ebelmayer no conocía el mundo. Había pasado su infancia y su juventud en una espaciosa y agradable casa de los suburbios de una gran ciudad y, después de casarse, empezó a alejarse de las primeras etapas de la vida en una casa muy similar a la anterior, situada en otro suburbio de la misma ciudad. Cuando, a raíz de la enfermedad del señor Ebelmayer y después de la obligada consulta de varios médicos, había recibido el unánime consejo de mudar su residencia a un país cálido y seco, conservó todas sus costumbres. Trasplantó su vida de ciudad fría y húmeda a un pueblo que abrasaba diariamente el sol y nada ni nadie le pudo convencer de que la adaptación es una cualidad positiva del ser humano. A los cinco años de aquel traslado, la conservación era casi perfecta. No tenía amigos, no había aprendido del nuevo idioma más que lo imprescindible y el horario apenas había sufrido alteración.

Durante la primera y más larga parte de su vida, había consagrado la mañana de los viernes a ir de compras al centro de la ciudad. Ahora, el centro de la ciudad había sido sustituido por la ciudad más próxima. Salía de casa después del desayuno —en la cocina quedaba preparado un almuerzo sencillo para el señor Ebelmayer— y se dirigía a la parada del autobús. Compraba su billete y se sentaba junto a la ventanilla. Iba mirando el paisaje a través del cristal ámbar oscuro de sus gafas. Se había acostumbrado a aquel paisaje, pues ocupaba buena parte de sus cartas. Sus ojos pasaban revista monótonamente, comprobando que todo seguía allí desde la última vez que había hablado de ello: las suaves colinas al fondo, el cauce del río, las casas agrupadas. Describía la realidad minuciosamente. Algunos párrafos eran casi como fotografías. Cuando aparecía el mar, anunciado siempre por alguien a quien sorprendía su visión, la expresión de sus ojos no cambiaba. Una vez en la ciudad, tomaba un café sin leche y sin azúcar en una cafetería de la plaza. Su voz sonaba insegura, como si acabara de aprender aquellas palabras. Después, realizaba sus compras. Comía en un restaurante. Hasta la hora del regreso, se sentaba en un banco del parque, bajo la sombra de los árboles, y abría un libro. Llegaba a su casa a media tarde, cuando el señor Ebelmayer empezaba a pensar en el té. Tomaban el té, y en seguida ella se metía en la cocina para preparar la comida del sábado, que solía ser algo especial.

Aquella mañana de verano, en el umbral de la puerta, la señora Ebelmayer sintió sobre su cuerpo el peso de un calor desconocido. Durante los últimos cinco veranos de su vida había luchado contra el calor y, una vez más, se esforzó. Avanzó hacia la parada del autobús, se situó bajo la sombra de un árbol y esperó. Había llegado con anticipación. En la parada no había nadie. Gruesas gotas de sudor resbalaban por su frente.

En el autobús había muchas plazas vacías. La señora Ebelmayer se acomodó, pasó un pañuelo por su rostro y plegó sus brazos sobre el bolso. A sus espaldas, unas muchachas se hacían confidencias a media voz. Era el único susurro que se oía en el autobús. De vez en cuando, estallaban en risas que resonaban en medio del silencio. Desde los asientos delanteros llegó un comentario grosero que fue acogido con frases y risas de aprobación. Las chicas enmudecieron por un momento; luego, una de ellas contestó en tono retador, díscolo, y alguien aplaudió. La señora Ebelmayer, que no podía entender las palabras dichas a su alrededor, tampoco podía escapar al repentino alboroto. Pero el revuelo declinó en seguida. El cansancio pesaba sobre todos.

—Mira, el mar —dijo una voz apagada desde atrás.

Nadie dijo nada, aunque todos, incluida la señora Ebelmayer, lo miraron.

No parecía que los ocupantes del autobús, a excepción, quizá, de las jóvenes, fueran a disfrutar de un día de playa. Eran, seguramente, recados, visitas imprescindibles, lo que les obligaba a ir a la ciudad. El día de playa era el domingo. Existía un horario especial de autobuses que trasladaba a los habitantes de los pueblos del interior hasta la costa.

Torpemente, impregnados de sudor, fatigados del viaje, los pasajeros descendieron en el centro de la ciudad.

La señora Ebelmayer atravesó la plaza y entró en el Café Central. No se detuvo en la barra. Avanzó hacia el fondo del bar, hacia los servicios. Abrió el grifo del lavabo, se roció abundantemente las manos y se humedeció con ellas la nuca. Se quitó las medias, hizo con ellas un pequeño envoltorio y las guardó en el bolso. Volvió al mostrador y pidió su café y un vaso de agua. El camarero esbozó una sonrisa. Un día de calor como aquél rompe muchas barreras. Pero la señora Ebelmayer abandonó el local sin haber correspondido a la sonrisa del camarero.

Realizó sus primeras compras. Cruzó una calle y se detuvo. No podía seguir. El calor la aplastaba contra el suelo. Lentamente, se dirigió hacia la playa y alquiló una sombrilla. Lo hizo de una forma mecánica, como un recurso de su cuerpo, no de su espíritu. Bajo la sombrilla, se dejó caer sobre la hamaca. Los niños jugaban en la orilla. Las madres, que habían dejado a un lado sus labores, mojaban sus pies en el mar, junto a los niños. Grupos de jóvenes reían y alborotaban.

Poco a poco, la playa se quedó desierta. La señora Ebelmayer consultó su reloj y una expresión de alarma apareció en sus ojos. Había pasado la hora de su almuerzo. Rápidamente, se puso en pie y se dirigió hacia el restaurante. No estaba vacío, como los otros viernes, ya que era ella quien habitualmente entraba la primera en la sala destinada a los almuerzos. No había más que una mesa libre y la señora Ebelmayer se apresuró a ocuparla. El camarero no la atendió en seguida. Iba de una mesa a otra, muy atareado. La señora Ebelmayer, que no tenía hambre, comió deprisa y pidió su cuenta antes de terminar. Pero todo funcionaba más despacio aquel día y el camarero tardó en recoger su dinero y, a pesar del gesto de impaciencia de la señora Ebelmayer y de las personas que, desde la puerta, miraban hacia su mesa esperando ocuparla en cuanto quedase libre, aún tardó más tiempo en devolver el dinero que sobraba. La señora Ebelmayer perdió el autobús.

Llamó a su marido desde una cabina telefónica y se lo explicó. Se quejó del calor insoportable. El la tranquilizó y confirmó lo terrible de aquel día: en la radio habían dicho que nunca se había conocido una temperatura tan elevada. Le aconsejó que dejara transcurrir el tiempo en el interior de un cine y que tomara el autobús del atardecer. No había, de hecho, otra solución.

Siguió el consejo de su marido. Las imágenes desfilaron ante sus ojos, las frases llegaban tortuosamente a sus oídos. Se quedó dormida en mitad de la proyección. Cuando las luces se encendieron y la gente se levantó de sus asientos, ella abrió los ojos, sobresaltada.

Los rayos de sol eran ya menos hirientes. La señora Ebelmayer, más descansada, paseó por la alameda que bordeaba la playa. Empezaba a reinar cierta animación. Se acercaba la noche y una suave brisa recorrería la ciudad. En la parada del autobús había ya gente esperando. Unos se quejaban. Otros, callados, parecían agotados, al límite de su resistencia. El viaje de regreso estuvo marcado por el silencio. El conductor miraba fijamente hacia el frente de la carretera. Algunos pasajeros cerraron los ojos.

El sol había descendido y una luz dorada envolvía el paisaje. Aquél ya no era el paisaje de las cartas de la señora Ebelmayer. Los detalles habían desaparecido de él. Hubiera sido difícil describirlo. Tal vez, ni siquiera era consciente de contemplarlo.

El autobús llegó, por fin, al pueblo, y la señora Ebelmayer descendió. Tomó el sendero que conducía hasta su casa. Bordeaba un alto muro encalado y torcía después hacia la izquierda. Un hombre avanzaba en dirección opuesta. La señora Ebelmayer no lo vio hasta que no estuvo a su altura. Inconscientemente, desvió su mirada hacia él. Fue como si él hubiese estado esperando esa señal. En menos de un segundo se abalanzó sobre ella y la aplastó contra el muro. La señora Ebelmayer, de repente, logró reunir todas las fuerzas que la habían abandonado aquel día. Forcejeó violentamente. No dijo nada, no gritó. Mantuvo sus labios apretados y se quitó al hombre de encima. Oyó todavía sus palabras acaloradas mientras salvaba rápidamente la distancia que la separaba de su casa.

El señor Ebelmayer la vio en seguida. Estaba sentado en el porche y la saludó alegremente.

—¿Todo salió bien? —preguntó, animoso.

—Perfectamente —dijo ella.

Pero cuando entró en la casa no pudo contenerse. Detenida en el pasillo, se cubrió la cara con las manos y rompió a llorar.

El señor Ebelmayer, desde el porche, escuchó los sollozos y acudió en seguida.

—¿Qué te pasa? —preguntó, mientras la rodeaba con sus brazos.

—El calor —balbuceó ella—. No lo soporto —su tono se elevó y se descompuso—. ¡No lo soporto más! He intentado adaptarme, lo he hecho, pero ya no puedo más. Quiero irme. Quiero volver.

Su cabeza se agitaba convulsivamente. Sus cabellos rubios, de un amarillo apagado, se desordenaron.

—Cálmate —dijo él, sosteniéndola—. Siéntate. Te traeré un vaso de agua.

La condujo hasta la butaca y volvió con el vaso de agua. La contempló mientras lo bebía.

—Es tan tarde... —dijo ella, todavía con la voz desfigurada—. No he preparado nada de cena.

El señor Ebelmayer sonrió y se inclinó hacia ella.

—Hoy me ocupo yo de eso.

El señor Ebelmayer sacó al porche una bandeja con comida y abrió una latas de cerveza. Llamó a

23

su mujer. Había anochecido. En el aire caliente flotaba, intenso, el aroma de los jazmines. De alguna parte llegaba el ritmo ligero de una canción de verano.

—Mañana podemos ir a la playa —dijo él.

Ella negó lentamente con la cabeza. Sus ojos se posaron sobre el césped.

—Prefiero quedarme —dijo en tono muy bajo—. Quiero arreglar el jardín.

No se movía ni una hoja. La luz que llenaba el porche no llegaba hasta él. Era, sin duda, el jardín más cuidado de los alrededores: los setos recortados, los macizos simétricos, las macetas dispuestas ordenadamente. A la luz de la luna, parecía irreal.

LA INDIFERENCIA DE EVA

Eva no era una mujer guapa. Nunca me llegó a gustar, pero en aquel primer momento, mientras atravesaba el umbral de la puerta de mi despacho y se dirigía hacia mí, me horrorizó. Cabello corto y mal cortado, rostro exageradamente pálido, inexpresivo, figura nada esbelta y, lo peor de todo para un hombre para quien las formas lo son todo: pésimo gusto en la ropa. Por si fuera poco, no fue capaz de percibir mi desaprobación. No hizo nada por ganarme. Se sentó al otro lado de la mesa sin dirigirme siquiera una leve sonrisa, sacó unas gafas del bolsillo de su chaqueta y me miró a través de los cristales con una expresión de miopía mucho mayor que antes de ponérselas.

Dos días antes, me había hablado por teléfono. En tono firme y a una respetable velocidad me había puesto al tanto de sus intenciones: pretendía llevarme a la radio, donde dirigía un programa cultural de, al parecer, gran audiencia. Me aturden las personas muy activas y, si son mujeres, me irritan. Si son atractivas, me gustan.

—¿Bien? —pregunté yo, más agresivo que impaciente.

Eva no se alteró. Suspiró profundamente, como invadida de un profundo desánimo. Dejó lentamente sobre la mesa un cuaderno de notas y me dirigió otra mirada con gran esfuerzo. Tal vez sus gafas no estaban graduadas adecuadamente y no me veía bien. Al fin, habló, pero su voz, tan terminante en el teléfono, se abría ahora paso tan arduamente como su mirada, rodeada de puntos suspensivos. No parecía saber con certeza por qué se encontraba allí ni lo que iba a preguntarme.

—Si a usted le parece —dijo al fin, después de una incoherente introducción que nos desorientó a los dos—, puede usted empezar a explicarme cómo surgió la idea de... —no pudo terminar la frase.

Me miró para que yo lo hiciera, sin ningún matiz de súplica en sus ojos. Esperaba, sencillamente, que yo le resolviera la papeleta.

Me sentía tan ajeno y desinteresado como ella, pero hablé. Ella, que miraba de vez en cuando su cuaderno abierto, no tomó ninguna nota. Para terminar con aquella situación, propuse que realizáramos juntos un recorrido por la exposición, idea que, según me pareció apreciar, acogió con cierto alivio. Los visitantes de aquella mañana eran, en su mayor parte, extranjeros, hecho que comenté a Eva.

Ella ni siquiera se tomó la molestia de asentir. Casi me pareció que mi observación le había incomodado. Lo miraba todo sin verlo. Posaba levemente su mirada sobre las vitrinas, los mapas colgados en la pared, algunos cuadros ilustrativos que yo había conseguido de importantes museos y alguna colección particular.

Por primera vez desde la inauguración, la exposición me gustó. Me sentí orgulloso de mi labor y la consideré útil. Mi voz fue adquiriendo un tono de entusiasmo creciente. Y conforme su indiferencia se consolidaba, más crecía mi entusiasmo. Se había establecido una lucha. Me sentía superior a ella y deseaba abrumarla con profusas explicaciones. Estaba decidido a que perdiese su precioso tiempo. El tiempo es siempre precioso para los periodistas. En realidad, así fue. La mañana había concluido y la hora prevista para la entrevista se había pasado. Lo advertí, satisfecho, pero Eva no se inmutó. Nunca se había inmutado. Con sus gafas de miope, a través de las cuales no debía de haberse filtrado ni una mínima parte de la información allí expuesta, me dijo, condescendiente y remota:

—Hoy ya no podremos realizar la entrevista. Será mejor que la dejemos para mañana. ¿Podría usted venir a la radio a la una?

En su tono de voz no se traslucía ningún rencor. Si acaso había algún desánimo, era el mismo con el que se había presentado, casi dos horas antes, en mi despacho. Su bloc de notas, abierto en sus manos, seguía en blanco. Las únicas y escasas preguntas que me había formulado no tenían respuesta. Preguntas que son al mismo tiempo una respuesta, que no esperan del interlocutor más que un desganado asentimiento.

Y, por supuesto, ni una palabra sobre mi faceta de novelista. Acaso ella, una periodista tan eficiente, lo ignoraba. Tal vez, incluso, pensaba que se trataba de una coincidencia. Mi nombre no es muy original y bien pudiera suceder que a ella no se le hubiese ocurrido relacionar mi persona con la del escritor que había publicado dos novelas de relativo éxito.

Cuando Eva desapareció, experimenté cierto alivio. En seguida fui víctima de un ataque de mal humor. Me había propuesto que ella perdiese su tiempo, pero era yo quien lo había perdido. Todavía conservaba parte del orgullo que me había invadido al contemplar de nuevo mi labor, pero ya lo sentía como un orgullo estéril, sin trascendencia. La exposición se desmontaría y mi pequeña gloria se esfumaría. Consideré la posibilidad de no acudir a la radio al día siguiente, pero, desgraciadamente, me cuesta evadir un compromiso.

Incluso llegué con puntualidad. Recorrí los pasillos laberínticos del edificio, pregunté varias veces por Eva y, al fin, di con ella. Por primera vez, sonrió. Su sonrisa no se dirigía a mí, sino a sí misma. No estaba contenta de verme, sino de verme allí. Se levantó de un salto, me tendió una mano que yo no recordaba haber estrechado nunca y me presentó a dos compañeros que me acogieron con la mayor cordialidad, como si Eva les hubiera hablado mucho de mí. Uno de ellos, cuando Eva se dispuso a llevarme a la sala de grabación, me golpeó la espalda y pronunció una frase de ánimo. Yo no me había quejado, pero todo iba a salir bien. Tal vez había en mi rostro señales de estupefacción y desconcierto. Seguí a Eva por un estrecho pasillo en el que nos cruzamos con gentes apresuradas y simpáticas, a las que Eva dedicó frases ingeniosas, y nos introdujimos al fin en la cabina. En la habitación de al lado, que veíamos a través de un panel de cristal, cuatro técnicos, con los auriculares ajustados a la cabeza, estaban concentrados en su tarea. Al fin, todos nos miraron y uno de ellos habló a Eva. Había que probar la voz. Eva, ignorándome, hizo las pruebas y, también ignorándome, hizo que yo las hiciera. Desde el otro lado del panel, los técnicos asintieron. Me sentí tremendamente solo con Eva. Ignoraba cómo se las iba a arreglar.

Repentinamente, empezó a hablar. Su voz sonó fuerte, segura, llena de matices. Invadió la cabina y, lo más sorprendente de todo: hablando de mí. Mencionó la exposición, pero en seguida añadió que era mi labor lo que ella deseaba destacar, aquel trabajo difícil, lento, apasionado. Un trabajo, dijo, que se correspondía con la forma en que yo construía mis novelas. Pues eso era yo, ante todo, un novelista excepcional. Fue tan calurosa, se mostró tan entendida, tan sensible, que mi voz, cuando ella formuló su primera pregunta, había quedado sepultada y me costó trabajo sacarla de su abismo. Había tenido la absurda esperanza, la seguridad, de que ella seguiría hablando, con su maravillosa voz y sus maravillosas ideas. Torpemente, me expresé y hablé de las dificultades con que me había encontrado al realizar la exposición, las dificultades de escribir una buena novela, las dificultades de compaginar un trabajo con otro. Las dificultades, en fin, de todo. Me encontré lamentándome de mi vida entera, como si hubiera errado en mi camino y ya fuera tarde para todo y, sin embargo, necesitara pregonarlo. Mientras Eva, feliz, pletórica, me ensalzaba y convertía en un héroe. Abominable. No su tarea, sino mi papel. ¿Cómo se las había arreglado para que yo jugara su juego con tanta precisión? A través de su voz, mis dudas se magnificaban y yo era mucho menos aún de lo que era. Mediocre y quejumbroso. Pero la admiré. Había conocido a otros profesionales de la radio; ninguno como Eva. Hay casos en los que una persona nace con un destino determinado. Eva era uno de esos casos. La envidié. Si yo había nacido para algo, y algunas veces lo creía así, nunca con aquella certeza, esa entrega. Al fin, ella se despidió de sus oyentes, se despidió de mí, hizo una señal de agradecimiento a sus compañeros del otro lado del cristal y salimos fuera.

En aquella ocasión no nos cruzamos con nadie. Eva avanzaba delante de mí, como si me hubiera olvidado, y volvimos a su oficina. Los compañeros que antes me habían obsequiado con frases alentadoras se interesaron por el resultado de la entrevista. Eva no se explayó. Yo me encogí de hombros, poseído por mi papel de escritor insatisfecho. Me miraron desconcertados mientras ignoraban a Eva, que se había sentado detrás de su mesa y, con las gafas puestas y un bolígrafo en la mano, revolvía papeles. Inicié un gesto de despedida, aunque esperaba que me sugirieran una visita al bar, como habitualmente sucede después de una entrevista. Yo necesitaba esa copa. Pero nadie me la ofreció, de forma que me despedí tratando de ocultar mi malestar.

Era un día magnífico. La primavera estaba próxima. Pensé que los almendros ya habrían florecido y sentí la nostalgia de un viaje. Avanzar por una carretera respirando aire puro, olvidar el legado del pasado que tan pacientemente yo había reunido y, al fin, permanecía demasiado remoto, dejar de preguntarme si yo ya había escrito cuanto tenía que escribir y si llegaría a escribir algo más. Y, sobre todo, mandar a paseo a Eva. La odiaba. El interés y ardor que mostraba no eran ciertos. Y ni siquiera tenía la seguridad de que fuese perfectamente estúpida o insensible. Era distinta a mí.

Crucé dos calles y recorrí dos manzanas hasta llegar a mi coche. Vi un bar a mi izquierda y decidí tomar la copa que no me habían ofrecido. El alcohol hace milagros en ocasiones así. Repentinamente, el mundo dio la vuelta. Yo era el único capaz de comprenderlo y de mostrarlo nuevamente a los ojos de los otros. Yo tenía las claves que los demás ignoraban. Habitualmente, eran una carga, pero de pronto cobraron esplendor. Yo no era el héroe que Eva, con tanto aplomo, había presentado a sus oyentes, pero la vida tenía, bajo aquel resplandor, un carácter heroico. Yo sería capaz de transmitirlo. Era mi ventaja sobre Eva. Miré la calle a través de la pared de cristal oscuro del bar. Aquellos transeúntes se beneficiarían alguna vez de mi existencia, aunque ahora pasaran de largo, ignorándome. Pagué mi consumición y me dirigí a la puerta.

Eva, abstraída, se acercaba por la calzada. En unos segundos se habría de cruzar conmigo. Hubiera podido detenerla, pero no lo hice. La miré cuando estuvo a mi altura. No estaba abstraída, estaba triste. Era una tristeza tremenda. La seguí. Ella también se dirigía hacia su coche, que, curiosamente, estaba aparcado a unos metros por delante del mío. Se introdujo en él. Estaba ya decidido a abordarla, pero ella, nada más sentarse frente al volante, se tapó la cara con las manos y se echó a llorar. Era un llanto destemplado. Tenía que haberle sucedido algo horrible. Tal vez la habían amonestado y, dado el entusiasmo que ponía en su profesión, estaba rabiosa. No podía acercarme mientras ella continuara llorando, pero sentía una extraordinaria curiosidad y esperé. Eva dejó de llorar. Se sonó estrepitosamente la nariz, sacudió su cabeza y puso en marcha el motor del coche. Miró hacia atrás, levantó los ojos, me vio.

Fui hacia ella. Tenía que haberme reconocido, porque ni siquiera había transcurrido una hora desde nuestro paso por la cabina, pero sus ojos permanecieron vacíos unos segundos. Al fin, reaccionó:

—¿No tiene usted coche? —preguntó, como si ésa fuera la explicación de mi presencia allí.

Negué. Quería prolongar el encuentro.

—Yo puedo acercarle a su casa —se ofreció, en un tono que no era del todo amable.

Pero yo acepté. Pasé por delante de su coche y me acomodé a su lado. Otra vez estábamos muy juntos, como en la cabina. Me preguntó dónde vivía y emprendió la marcha. Como si el asunto le interesara, razonó en alta voz sobre cuál sería el itinerario más conveniente. Tal vez era otra de sus vocaciones. Le hice una sugerencia, que ella desechó.

—¿Le ha sucedido algo? —irrumpí con malignidad—. Hace un momento estaba usted llorando.

Me lanzó una mirada de odio. Estábamos detenidos frente a un semáforo rojo. Con el freno echado, pisó el acelerador.

—Ha estado usted magnífica —seguí—. Es una entrevistadora excepcional. Parece saberlo todo. Para usted no hay secretos.

La luz roja dio paso a la luz verde y el coche arrancó. Fue una verdadera arrancada, que nos sacudió a los dos. Sin embargo, no me perdí su suspiro, largo y desesperado.

—Trazó usted un panorama tan completo y perfecto que yo no tenía nada que añadir.

—En ese caso —replicó suavemente, sin irritación y sin interés—, lo hice muy mal. Es el entrevistado quien debe hablar.

Era, pues, más inteligente de lo que parecía. A lo mejor, hasta era más inteligente que yo. Todo era posible. En aquel momento no me importaba. Deseaba otra copa. Cuando el coche enfiló mi calle, se lo propuse. Ella aceptó acompañarme como quien se doblega a un insoslayable deber. Dijo:

—Ustedes, los novelistas, son todos iguales.

La frase no me gustó, pero tuvo la virtud de remitir a Eva al punto de partida. Debía de haber entrevistado a muchos novelistas. Todos ellos bebían, todos le proponían tomar una copa juntos. Si ésa era su conclusión, tampoco me importaba. Cruzamos el umbral del bar y nos acercamos a la barra. Era la hora del almuerzo y estaba despoblado. El camarero me saludó y echó una ojeada a Eva, decepcionado. No era mi tipo, ni seguramente el suyo.

Eva se sentó en el taburete y se llevó a los labios su vaso, que consumió con rapidez, como si deseara concluir aquel compromiso cuanto antes. Pero mi segunda copa me hizo mucho más feliz que la primera y ya tenía un objetivo ante el que no podía detenerme.

—¿Cómo se enteró usted de todo eso? —pregunté—. Tuve la sensación de que cuando me visitó en la Biblioteca no me escuchaba.

A decir verdad, la locutora brillante e inteligente de hacía una hora me resultaba antipática y no me atraía en absoluto, pero aquella mujer que se había paseado entre los manuscritos que documentaban las empresas heroicas del siglo XVII con la misma atención con que hubiese examinado un campo yermo, me impresionaba.

—Soy una profesional —dijo, en el tono en que deben decirse esas cosas.

—Lo sé —admití—. Dígame, ¿por qué lloraba?

Eva sonrió a su vaso vacío. Volvió a ser la mujer de la Biblioteca.

—A veces lloro —dijo, como si aquello no tuviera ninguna importancia—. Ha sido por algo insignificante. Ya se me ha pasado.

—No parece usted muy contenta —dije, aunque ella empezaba a estarlo.

Se encogió de hombros.

—Tome usted otra copa —sugerí, y llamé al camarero, que, con una seriedad desacostumbrada, me atendió.

Eva tomó su segunda copa más lentamente. Se apoyó en la barra con indolencia y sus ojos miopes se pusieron melancólicos. Me miró, al cabo de una pausa.

—¿Qué quieres? —dijo.

—¿No lo sabes? —pregunté.

—Todos los novelistas... —empezó, y extendió su mano.

Fue una caricia breve, casi maternal. Era imposible saber si Eva me deseaba. Era imposible saber nada de Eva. Pero cogí la mano que me había acariciado y ella no la apartó. El camarero me dedicó una mirada de censura. Cada vez me entendía menos. Pero Eva seguía siendo un enigma. Durante aquellos minutos —el bar vacío, las copas de nuevo llenas, nuestros cuerpos anhelantes —mi importante papel en el mundo se desvaneció. El resto de la historia fue vulgar.

KOOTHAR

El viernes por la noche, Domenico Vaslo había empezado a preparar su día de pesca. Al llegar a su casa, e inmediatamente después de la cena, se había dirigido al cuarto donde guardaba su equipo y los aparejos. Lo examinó todo y tomó nota de cuanto necesitaba comprar al día siguiente. Satisfecho, porque aquel equipo había sido reunido lentamente y era ya muy bueno, se fue a la cama con el deseo de que el tiempo transcurriera veloz y amaneciese el día esperado.

El sábado por la mañana hizo un alto en su trabajo y salió a la calle en dirección a la tienda. Allí le saludaron amablemente, le proveyeron de los utensilios que necesitaba y le desearon que la jornada resultase fructífera y placentera.

«Todavía no es la temporada ideal, ni mucho menos. Pero los aficionados como usted no pueden esperar», le dijeron, con admiración.

Estaba terminando de almorzar cuando Fiejld y Oalto entraron en su despacho. Domenico abrió su termo de café y lo sirvió en las tazas que guardaba allí mismo, en la alacena. Fiejld era el médico más antiguo de la localidad. Oalto, un joven ingeniero que había llegado a Koothar hacía medio año para colaborar en las obras del puente. Había sido el propio Domenico quien los había presentado y se habían convertido en amigos inseparables, pero buscaban su compañía para ir de pesca, porque Domenico Vaslo era autoridad indiscutible en esa materia. Cogerían el tren de las seis de la mañana en dirección a Hirvink, y regresarían en el de las cinco, ya de noche, justo para asistir a la cena en casa de los Fiejld, porque la señora Fiejld había tenido la amabilidad de invitarlos a cenar. Domenico agradecía profundamente aquella invitación. Le agradaba entrar en ese círculo. Con la reserva que requería su cargo, desde luego. Un comisario debe mantenerse siempre un poco al margen.

Pero todos aquellos planes se habían echado a rodar en la madrugada del sábado. El comisario general había enviado un cable anunciando su llegada para el domingo. Resultaba bastante extraño y Vaslo llamó a primera hora del domingo a la Comisaría General, pero no pudo aclarar nada.

—El comisario no se encuentra aquí —dijo el encargado—. Está de viaje. Sé que hoy llegará a Koothar. Debe usted esperarle en la estación.

—Eso ya lo sé —respondió con impaciencia

Domenico—. Pero a qué hora, en qué tren llega.

—Espérele en la estación —repitió, inmutable, el encargado—. Esas son las órdenes.

Domenico colgó, desanimado. ¿Qué venía a hacer a Koothar el comisario general un domingo? Domenico no conocía personalmente al comisario, lo que aumentaba su desconcierto. No quedaba sino obedecer las órdenes. Domenico se presentó en la estación a las nueve, tres horas más tarde de que el tren de Hirvink, en el que viajaban, sin duda, sus amigos, hubiese partido, y diez minutos antes de que el tren procedente de Kouvol anunciara su llegada. Hacía mucho frío, pero se intuía un día despejado y sin viento y, bien abrigado y al sol, se podría resistir varias horas.

En el tren de Kouvol no llegó el comisario. Una veintena de personas descendió de él. Eran campesinos que venían a pasar el domingo en la ciudad. Habían madrugado para aprovechar bien el día. Lo miraban todo con admiración, hablaban casi a gritos y no se les entendía, porque su acento era muy cerrado. Domenico, que provenía de una familia campesina y era corpulento según la mejor tradición de la comarca, los miró con cierta superioridad, porque él había superado esos defectos. Después, entró en la cantina y pidió a la camarera que le sirviese un buen desayuno.

—Hoy no va de pesca —dijo la mujer, mientras depositaba sobre la mesa café, tostadas, mantequilla, queso y mermelada.

Domenico negó con la cabeza mientras empezaba a comer.

—Hace un día excelente, sin embargo —comentó la mujer.

Los dos miraron el brillante cielo azul por encima de la cortina que sólo cubría la parte inferior de la ventana.

—Así es —dijo, resignado, Domenico—. El deber es el deber.

—Supuse que esperaba a algún familiar —dijo la mujer, antes de retirarse.

Después de comer, Domenico lió un cigarrillo, pidió el periódico y lo estuvo hojeando mientras la mañana transcurría. El comisario no llegó en ninguno de los trenes que se detuvieron en la estación. Aquello empezaba a parecerse al desierto. Hasta las tres de la tarde no estaba anunciada la llegada de ningún tren y Domenico decidió dar un paseo. El domingo ya estaba perdido, llegara o no el comisario.

A paso lento, se acercó hasta la ciudad. Cruzó el puente sobre el Nivelda, cuyas aguas dormían bajo una espesa capa de hielo. Dentro de unos meses, aquel puente sería el mejor punto de diversión para los niños de la ciudad. Desde él arrojaban piedras para romper los grandes bloques de hielo que se deslizaban con la corriente y realizaban apuestas imaginando carreras entre ellos.

Domenico terminó su largo paseo en el muelle y decidió almorzar en una de las muchas tabernas que sirven de cobijo a los marineros. A pesar de la calma que reinaba en la ciudad, en el interior de la taberna había una gran agitación. Posiblemente, aquellos hombres que ahora gritaban y jugaban a los dados, acabarían el día borrachos y cansados, pero en aquel momento parecían felices, pletóricos.

Mientras regresaba a la estación, Domenico abrigó la esperanza de que todo aquel asunto del comisario hubiera sido un error y no llegase en todo el día y él pudiera asistir, al fin, a la cena de los Fiejld. La mujer de la cantina, cuando le vio aparecer, le ofreció una copa de licor que Domenico no rehusó.

Con aquel sabor dulce y fuerte en la boca, salió al andén. El sol empezaba a descender. Se avecinaba una noche muy fría. Apartada del pueblo, vacía, la estación de Koothar parecía un lugar olvidado del mundo. El blanco paisaje del invierno, que se extendía inacabable hacia el interior, brillaba bajo el último destello de la luz del sol. Domenico Vaslo amaba Koothar y durante aquellos momentos se olvidó de su día de pesca frustrado y se sintió bien en la estación. No tenía, además, por qué preocuparse. El era una persona respetada y querida por todos los habitantes de la ciudad.

Allí se vivía en paz y en orden, lejos de las intrigas de la capital y si el comisario venía a meter la nariz, aunque hubiera tenido la impertinencia de escoger un domingo para su visita, que la metiera y en paz. Sólo iba a encontrar una ciudad tranquila,

41

habitada por hombres pacíficos. Inmerso en esas meditaciones y reconfortado con ellas, escuchó el silbato del tren que se acercaba. Llegaba puntualmente, a las tres. Era un tren moderno, que realizaba en una mañana lo que en tiempos no demasiado remotos costaba una larga jornada de viaje.

Domenico Vaslo, que no había visto nunca al comisario, lo reconoció en seguida. Era un hombre menudo, vestido con ropa de ciudad: abrigo y sombrero oscuros, y una bufanda de lana gris alrededor del cuello. De su mano derecha colgaba una cartera. Domenico se acercó hacia él, se presentó y, tal vez porque ninguno de los dos llevaba uniforme, extendió su mano. El comisario la estrechó sin fuerza.

—Ya está todo resuelto, Vaslo —dijo con voz levemente estridente y acompañada de un ademán nervioso de su cuerpo—. Sólo tenemos que esperar.

Domenico lo miró, silencioso. Llevaba muchas horas esperando.

—Es un asunto sumamente importante —siguió el comisario—. Sólo podía explicárselo personalmente, por razones de seguridad y para no levantar suspicacias. No quería que el curso de la vida fuese alterado. Se trata de un traidor —murmuró, excitado—, un espía. Les cogeremos con las manos en la masa. No se escaparán. Llevan consigo un importante documento, que les compromete sin reservas. Ha sido un buen trabajo. Llevan operando desde hace años con mucha cautela y al fin han sido descubiertos. Estamos protegidos, no se preocupe. Esos hombres se encargarán de todo —señaló con la mirada a tres hombres altos y fuertes, detenidos en mitad del andén.

El comisario habló, después, de las redes de espionaje internacional, de los secretos asuntos de Estado, de pactos, alianzas y operaciones extraordinarias. Vaslo caminaba al lado del comisario, levemente inclinado hacia él, para entenderlo mejor. Era más alto y más fuerte, pero se sentía disminuido. No acababa de dar crédito a lo que escuchaba. ¿El comisario general estaba insinuando que Koothar había dado cobijo a un traidor? Y no sólo eso: había sido desenmascarado sin su colaboración. ¿No era ése su distrito? ¿Cómo, pues, no se le había tenido al tanto de todo? Se le avisaba ahora, al final, para presenciar el espectáculo, como a un simple observador. La visita del comisario, hasta el momento sólo inoportuna, se convertía ahora en un insulto. Herido y taciturno, Domenico caminaba junto al comisario, sin osar despegar los labios.

A las cuatro, las luces de la estación se encendieron y, a lo lejos, también la ciudad se iluminó. El campo adquirió un reflejo azulado.

—No debe de ser muy interesante la vida aquí —dijo el comisario, deteniéndose frente a la ciudad—. Tengo entendido que hay excelente pesca. A quien le guste —añadió.

Domenico no contestó.

—Yo nací en Lathi —dijo repentinamente el comisario en tono confidencial—. Un hermoso paisaje, no lo niego, pero una vida monótona, sin futuro.

Golpeó el musculoso brazo de su subalterno y propuso:

—Entremos en la cantina a tomar una copa. Estamos de servicio, pero es domingo, y, al fin y al cabo, la operación no la vamos a realizar nosotros.

Su tono era tajante, hermético.

—Estoy deseando que llegue ese tren —dijo, ante las copas—. Dos horas pueden transcurrir muy despacio.

—Estoy aquí desde las nueve de la mañana —dijo Domenico suavemente.

—¡No me diga! —comentó, sorprendido, el comisario, y volvió a dar una palmada sobre su brazo—. Se ha portado usted bien, muy bien. Ya es el momento de recoger los frutos.

Domenico, callado, miró a la mujer tras el mostrador. Ella tenía una actitud reservada, que contrastaba con su curiosidad de la mañana.

—Son especialistas —decía el comisario—. Ellos se encargan de todo. Nosotros no tenemos más que detenerlos. Ponerles las esposas. Un trabajo limpio —concluyó, frotándose las manos—. Vamos fuera —dijo, cuando faltaban pocos minutos para la llegada del tren.

Domenico lo siguió con curiosidad. A pesar de su despecho, no podía evitar sentir interés y emoción. Le molestaba tener que quedarse con el comisario cuando por su fuerza física hubiera podido encontrarse junto a los hombres que iban a actuar. Por un momento, sintió nostalgia de la guerra y de las energías y las ilusiones que habían acompañado aquellos años.

—Ya está aquí —dijo el comisario, mientras escuchaban el silbato y el traqueteo de la máquina y una nube de humo los envolvía.

Cuando el tren se detuvo y las puertas de los vagones se abrieron, muchas personas descendieron. Producían el bullicio habitual de los excursionistas: risas, canciones, gritos, como si todavía se encontraran en medio del campo. Pero, de repente, se escuchó un tiro y un silencio espantoso se extendió por el andén rebosante de gente. Inmediatamente, nuevos tiros. Unos gritos ahogados. Luego, todo el mundo empezó a correr y en unos segundos el andén quedó desierto. Menos aquellos hombres en el suelo, inmóviles, y los que, de pie, los observaban. El comisario, muy pálido, tampoco se movía. Domenico lo empujó.

—Vamos a ver —dijo.

Había dos hombres tendidos justo debajo del rótulo de la estación, y estaban muertos. Domenico se inclinó. Uno de ellos era Fiejld. El otro era desconocido para él. El comisario, con débil voz, preguntaba qué había sucedido, por qué se había disparado contra ellos. Fiejld tenía una pistola en la mano. Había intentado defenderse.

—Es nuestro médico —murmuró, atónito y dolorido, Domenico.

—Efectivamente —dijo, a sus espaldas, el comisario—. Le hemos estado vigilando desde hace años, preparando este momento. Hay que registrarles —mandó a los hombres que, después de dar las explicaciones requeridas, permanecían quietos, imperturbables.

Los documentos comprometedores no los tenía Fiejld, sino el desconocido.

—Muy bien —dijo el comisario, tomándolos—. Encárguense de todo lo demás.

El comisario empujó levemente a Domenico y juntos atravesaron el edificio de la estación. La temperatura había descendido varios grados. El comisario se quejó del frío y dijo algo sobre la dificultad de andar sobre el suelo helado. Un taxi los llevó a la ciudad.

—Fiejld —murmuró Domenico, desconcertado—, ¿cómo podía ser él un traidor?

—No se puede fiar uno de la gente —dijo el comisario, más calmado, pero todavía con la voz algo trémula.

—¿No cree que ha podido ser una equivocación? —preguntó, sincero y pensativo, Domenico.

—Teníamos todas las pruebas. Era un enemigo del gobierno —sonrió imperceptiblemente, y puso su mano sobre el brazo de Vaslo—. Está usted impresionado, es lógico. Ya se le olvidará.

Domenico se despidió del comisario. Entró en su casa y se dejó caer en su butaca. ¿Qué había sido de Oalto? ¿No era, sin duda, él, quien durante aquellos meses había vigilado a Fiejld, acosándole, ganándose su confianza, hasta conducirle a aquel punto, a aquella trampa?

Sintió un temblor en todo su cuerpo. Ni siquiera durante la guerra había temblado así. En un rincón estaban los aparejos de pescar y la mochila. En el armario, recién planchado, el traje que hubiera debido llevar a casa de los Fiejld.

—Traidores —susurró, incrédulo todavía.

CONTRA FORTINELLI

El señor Fortinelli, detrás de la amplia mesa de su despacho, cruzó los brazos. A la pregunta de la señora Empson, contestó pausadamente:

—No, señora, su hijo no tiene ningún problema.

La joven señora Empson se llevó la mano al sombrero y cruzó las piernas para mirarse el pie. Después, se levantó. El rector la acompañó hasta la puerta. La despidió educadamente, pero algo seco.

—Ningún problema —repitió, con una leve sonrisa.

Ella salió al exterior. Había habido algo durante toda la entrevista que le desconcertaba. En primer lugar, a pesar de que el día estaba nublado y el despacho del rector se sumergía en la penumbra, no se habían encendido las lámparas. Y mucho más extraño había sido el contenido de la entrevista. Desde que había recibido la tarjeta se había sentido inquieta. «Deseo cambiar impresiones

con usted acerca del comportamiento de su hijo»,
eran las palabras escritas en la tarjeta. Eso parecía
algo natural, pero hasta el momento nadie se había
referido al pequeño John como si fuese hijo suyo
y menos por escrito. A ella nunca le había preocu-
pado eso. John no era su hijo, pero, ciertamente,
ella debía de cumplir el papel de madre. El señor
Fortinelli le había hecho pensar que tenía algo importante que comunicarle y, una vez allí, una vez
acomodada en aquella habitación que él había tenido la indelicadeza de no iluminar, le había dedicado una mirada de indiferencia y después le había
obsequiado con genéricas frases sobre el sistema
educativo que parecían presuponer que el nivel
mental de la señora Empson era inferior al del más
testarudo alumno. Había sido ella quien, al término,
había tenido que preguntar por John. Y allí estaba
la respuesta: ningún problema.

Ya en su casa, la joven señora arrojó su sombrero sobre la cama y después se arrojó ella también. No le molestaba el tiempo perdido, porque
carecía de esa conciencia, tal vez porque no había
recibido una esmerada educación, pero se sentía
inequívocamente insultada.

Era una joven bastante agraciada. Hacía escaso
tiempo había contraído matrimonio con un rico y viu-
do aristócrata del lugar. Rosalyn, antes de conocer a
su actual esposo, había intentado ser actriz y se encontraba en camino de conseguirlo. Había participado en dos películas de cierto éxito, pero de la noche

a la mañana, cambió su vida de relativa bohemia y precariedad económica por el de la sólida riqueza y se convirtió, ante el asombro general, en la llamativa señora Empson. Esa había sido su carrera. No estaba mal. Si de lo que se trataba era de casarse, Rosalyn había llegado a la cúspide. Y a lo mejor se trataba de eso. La boda de Rosalyn fue la prueba de que en este mundo una cara bonita vale más que una inteligencia prodigiosa. Rosalyn no se había ocupado de demostrar su inteligencia a nadie, de forma que sobre su inteligencia no hay mucho que opinar, lo que es una ventaja para este relato.

Aquella mañana, de vuelta de la oscura entrevista, con el ceño fruncido, tendida sobre la cama, Rosalyn sintió una cosa, una única cosa. Odiaba a Fortinelli.

A la hora de la cena, el asunto salió a la luz.

—Rosalyn —dijo el pequeño John, que llamaba así a su madrastra, porque ella se lo había pedido en privado—, me ha dicho el señor Fortinelli que has estado esta mañana en el colegio.

—Así es —repuso Rosalyn, con solemnidad.

El señor Empson se vio en la obligación de intervenir. Evitó mirar a su nueva esposa y a su pequeño hijo y dijo al fin, después de prolongar la pausa con un silencio que, estaba claro, lo marcaba él:

—¿Cuál fue el objeto de tu visita, querida?

—El rector me envió una nota —comunicó Rosalyn—. Una nota manuscrita —añadió, como si se tratase de algo insólito y precioso, porque acababa de leer esa palabra en alguna parte y le había gustado y quería que los demás se deleitasen con ella—. Quería cambiar impresiones conmigo.

Cualquiera que fuese el defecto principal de la joven señora no era, desde luego, su lenguaje. Aunque ligeramente forzado, era correctísimo. Su vocabulario estaba siempre en proceso de crecimiento y su sintaxis llevaba camino de ser impecable. A decir verdad, ésos eran vicios de la segunda actriz que ya había llegado a ser. Deseaba aprenderse su papel cuanto antes y siempre había creído que el secreto residía en el diálogo. Su marido siguió el curso de aquella respuesta atento y aprobatorio, como si fuera su profesor de idiomas.

—¿Y? —inquirió después, como lo haría cualquier impertinente profesor.

—Nada —concluyó Rosalyn en un tono natural—. Todo va perfectamente.

—Entonces para qué quería hablar contigo —insistió su marido.

Eso era algo que en ese momento la joven señora no estaba en condiciones de contestar.

—Pues para decirme eso. Yo lo encuentro lógico —dijo.

—Te lo podía haber dicho por carta. No sé para qué te ha tenido que molestar.

—Tal vez el señor Fortinelli deseaba conocer a Rosalyn —terció el pequeño John.

Su padre y su madrastra lo miraron asombrados.

Por tres razones. Primero: porque tenía razón. Segundo, porque de su tono se infería que el deseo de conocer a Rosalyn era perfectamente natural, lo que cabía esperar de las personas. Y tercero, porque su intervención había sido espontánea y era demasiado pequeño para participar en una conversación de mayores. Su padre no le amonestó. Agudizó su voz para dar a entender que sus palabras eran ya las últimas que se iban a pronunciar sobre el caso. Dijo:

—Si quería conocerte debía haber venido personalmente a hacerlo. Eso es lo correcto.

Llegados a ese punto, sería conveniente ofrecer una breve información sobre el señor Fortinelli, muy breve, la imprescindible. Charles Fortinelli era hijo único de una viuda de guerra. Todo el pueblo había participado en su educación y Charles había devuelto con creces la ayuda recibida y justificado la fe en él depositada. No sólo había destacado en los estudios, sino que se había convertido en el rector del Colegio Padley, el más afamado de los alrededores. Era un hombre de aspecto distinguido y soberbiamente culto. Era una de las máximas personalidades del pueblo. Todavía vivía con su madre y casi todas las jóvenes del lugar acariciaban durante algún tiempo la esperanza de sacarlo de la casa materna.

Después del incidente de la entrevista, la señora Empson no pensó en Fortinelli de una forma consciente. Era bastante feliz. Su marido disfrutaba observando su aprendizaje y el pequeño John era un muchacho fácil, independiente, a quien no había que dar mucho afecto ni prestar demasiada atención. No había problemas en su vida.

Había llegado el verano y el curso escolar terminaba. Como siempre, se celebraba una fiesta de fin de curso y John pidió a su madrastra que asistiera. Las salidas oficiales de la familia Empson todavía constituían pequeños acontecimientos en el pueblo. Rosalyn sabía comportarse. Saludaba a los profesores, apoyándose levemente en el brazo de su marido, y curvaba los labios en una sonrisa cortés y vaga. En el jardín se había improvisado un pic-nic. Se habían sacado las mesas del comedor y se habían cubierto con grandes manteles blancos. Las profesoras habían traído tartas hechas en sus casas y grandes jarras de limonada. Era un día de verano, limpio, todavía no muy caluroso. Las gasas de las señoras flotaban en el aire y Rosalyn, en su calidad de ex actriz, era observada con envidia. Ciertamente, es el pasado lo que hace que el interés o la curiosidad se centre sobre las mujeres. Sólo un presente misterioso puede, en ocasiones, sustituir el vacío de un nítido pasado. Las mujeres que poseen cartas ocultas, ésas son las que nos atraen.

Rosalyn habló poco, porque sabía que en tales reuniones conviene dar una imagen de cierto retraimiento. Frases convencionales, sin entrar nunca en temas trascendentes. Su marido la había dejado momentáneamente y ella seguía con su rostro sonriente cuando se topó con Fortinelli. Llevó su mano al sombrero y saludó mecánicamente al hombre elegante y atractivo que se acercaba hacia ella, hasta que comprendió que era el mismo que la había examinado con indiferencia en la penumbra del despacho del colegio. Entonces casi dio un salto.

—No le había reconocido —dijo, para justificar su actitud.

—No soy el diablo, señora Empson —replicó Fortinelli, divertido.

Y se quedó allí plantado, entre el sol y su sombrero. No la obsequió con un grave discurso aquella vez. Le contó cosas amenas, anécdotas, aunque Rosalyn no le escuchaba. Sólo percibía el tono de su voz, sinuoso, denso. Peor: perverso. Era el diablo. Rosalyn lo sabía. Estaba allí, de espaldas a todo el mundo, apartándola de la fiesta, Dios sabe con qué intención. Sintió un leve mareo y buscó a su marido con la mirada. Elevó su mano enguantada y le hizo una seña. Pero su marido, al otro extremo del jardín, devolvió la señal en un gesto que decía: «Estás allí, estoy aquí, todo está bien.» Su mano descendió, decepcionada.

—Se diría que pedía usted ayuda, señora Empson —observó Fortinelli.

Rosalyn dio un traspiés y estuvo a punto de perder el equilibrio, y hubiera dado con su cuerpo en el césped si el rector no se hubiera inclinado hacia ella para sostenerla entre sus brazos. Rosalyn no se cayó, desde luego, pero había sentido muy cerca la agitada respiración de Fortinelli y se separó de él apresuradamente.

—Señora Empson —dijo él a sus espaldas—. ¿Desea algo? ¿Algo que pueda hacer por usted?

Rosalyn le devolvió una mirada de horror, negando con la cabeza. Después, trató de recuperar la dignidad que la situación requería y se reunió con su marido, en cuyo brazo se apoyó calladamente. El, al cabo de unos segundos, acarició la mano enguantada de su esposa, le dirigió una breve mirada inquisitiva y prosiguió la conversación. Pero Rosalyn estaba nerviosa. En el viaje de regreso, a solas con su marido y su hijastro, dijo:

—El señor Fortinelli no me parece una persona muy de fiar.

Palabras que, para su asombro, cayeron en el vacío. El niño ni las escuchó. Iba pensando en sus cosas, mirando el campo. Tenía frente a sí las vacaciones, una época de incertidumbre deseada y vagamente temida al tiempo. Pero era muy raro que el señor Empson no hubiese escuchado la observación de su esposa, porque ella había hablado en el mismo momento en que él se inclinó, mirándola, como preguntándole: «Y bien, ¿qué era lo que deseabas decirme?» Ahora miraba hacia adelante, como si hubiera sido atrapado por una idea que no pensaba compartir. Resignada, Rosalyn no insistió. Algo en su interior le decía que de Fortinelli era mejor no hablar, y recordó vagamente consejos escuchados en la infancia acerca de las cosas que las mujeres debían callar. A un marido no se le podía decir todo.

Rosalyn guardó en su interior las últimas palabras de Fortinelli. La humillación de aquel instante no podía ser olvidada. Aquel hombre la trataba como a una mujerzuela, pero ella era la señora Empson y tenía muy buenas razones para no amargarse la vida.

Pero, fuese por azar o por voluntad de Fortinelli, el caso es que se produjo un nuevo encuentro. Caía la tarde, el aire cálido flotaba entre los árboles y Rosalyn avanzaba por el bosquecillo que bordeaba el río. Había estado de visita en casa de los Moore, cuya hija menor se casaba. Habían tomado el té en el porche después de contemplar los regalos y discutir cuáles merecería la pena transportar hasta la India, concluyendo, dolorosamente, que lo más conveniente sería embalar la mayor parte y aguardar al regreso. La pequeña hija de los Moore hablaba del destino de su futuro esposo con expectación. Le excitaba la idea de salir de su hogar y de alejarse tanto de él. Rosalyn, camino de su casa, pensaba en la India. Si hubiera seguido su carrera de actriz era muy probable que ella también hubiera llegado a conocer la India, pues había un proyecto de una película que iba a realizarse allí. Rosalyn sonreía, imaginándose, ricamente ataviada, sobre los anchos lomos de un magnífico elefante a punto de llegar a un caudaloso río en el que iba a bañarse.

—¡Señora Empson! —dijo una voz a su lado.

Ella se detuvo, todavía con la ilusión en su rostro. Pero aquella voz correspondía al mismísimo

Fortinelli que, con un libro en las manos, parecía que se acabara de levantar del suelo donde, según explicaba, llevaba algún rato dedicado a la lectura.

—¿Va a su casa? —preguntó.

Rosalyn asintió. Pero ni pudo hablar ni pudo moverse. Miraba a Fortinelli con terror, mientras él se aproximaba. Una vez más, se llevó la mano a la cabeza, sintió que se iba a marear y cerró los ojos. Hasta que comprendió que no se había mareado, que su cuerpo no se había caído al suelo. Pero ya Fortinelli, aprovechando aquellos instantes de debilidad, lo había rodeado entre sus brazos y comenzaba a estrecharlo. Rosalyn forcejeó, empujó a Fortinelli hacia atrás y echó a correr, pero se enredó con la falda de su vestido y cayó al suelo y Fortinelli se abalanzó sobre ella.

—¡Puta! —gritó, exasperado—. ¿Por qué me buscas, qué te has creído?

Fue una suerte para Rosalyn que él prefiriera insultarla. Ella concentró sus fuerzas en la evasión. Fortinelli gritó, pegó, sacó de sí su ira, pero no consiguió nada más. Rosalyn escapó y, lo que no sabía Fortinelli entonces, llevándose algo muy preciso: la huella de su mano en mitad de la mejilla.

Cuando Rosalyn llegó a su casa, empezaba a anochecer. Llegó despeinada, magullada y silenciosa, pero decidida. Acusó a Fortinelli de intento de violación. Su marido se levantó, la examinó, vio —él fue quien lo descubrió— la huella de una mano sobre la fresca mejilla de su joven esposa y, tan silencioso como ella, la tomó del brazo y se encaminaron a casa del juez. El juez hizo casi lo mismo que el marido. Con expresión taciturna y concentrada, todos aguardaron la llegada de la comadrona. No se había consumado la violación, lo que confirmó la sinceridad de Rosalyn. Fortinelli fue detenido, una vez comprobada que su mano encajaba perfectamente en la huella que marcaba la cara de Rosalyn, y el asunto se llevó a juicio.

La ciudad estaba alborotada. Casi todos estaban de parte de Fortinelli, porque el pasado de la señora Empson resultaba intolerable para la rutina de la pequeña villa y porque Fortinelli les pertenecía casi desde que nació y había que defenderlo como cosa propia. Pero había algo ante lo que no se podía cerrar los ojos: la espléndida bofetada que su protegido había propinado a la ex actriz. Todavía tenía el rostro amoratado el día del juicio e impresionó al Jurado. Fortinelli nunca pudo recordar el momento en que tal fuerza hubiera salido de su mano. La joven señora, con la huella de su ignominia a la vista de todos, aparecía dignificada a los ojos del pueblo. Difícil era el papel del aristócrata. Al fin y al cabo, no era él quien había defendido su honor, sino su misma esposa, más joven, más bella y más fuerte que él. Cayó sobre él el desprecio de las gentes, pero no hay nada que afirme más en su nobleza a un aristócrata inglés que el desprecio del populacho. Es cuando representa su papel más en serio.

En conclusión: Fortinelli, por aquel acto no consumado del deseo, fue condenado a doce años de reclusión, después de aceptar que su mente se había enturbiado a causa del calor y la belleza. No había sido dueño de su voluntad. Tuvo suerte. Dos cambios de gobierno y la muerte del arzobispo de Canterbury le supusieron tres amnistías. Salió de la cárcel tres años después del veredicto.

Pero la historia no termina aquí. Rosalyn, cuando la huella de su bofetada se borró, se dedicó a representar el papel de la dignidad ofendida. Vestida de oscuro, saludaba con gesto indiferente y majestuoso a los habitantes del pueblo. Tuvo dos hijos, que jugaban en el parque privado que rodeaba la casa. En suma, no se mezcló. Altiva y hermosa, dio la medida de la perfecta actriz secundaria a quien han ofrecido al fin la oportunidad de su carrera. Y aún le quedaba el mejor acto.

Fue en mitad de la calle, a la salida de la iglesia. Fortinelli había cumplido su condena y, quién sabe por qué oscuras razones, se le ocurrió regresar. No era un encuentro casual. Esta vez lo había preparado Rosalyn. Se escuchó un murmullo en la plaza y Fortinelli vio que sus amigos se retiraban hacia atrás. Hacia él avanzaba la mujer que le había privado de tres años de su vida sin darle nada. La mujer que había destrozado su carrera. Sin embargo, la miró algo embelesado, porque era ahora mucho más hermosa que antes. Avanzó y avanzó, sin mover un solo músculo de su cara y cuando, ya muy cerca de él, se detuvo y él, enmudecido, se preguntaba qué frase iba a escuchar de sus labios, vio, como un relámpago, que la pierna de ella se levantaba y un agudo dolor le hizo doblarse sobre su cuerpo. Perdió el conocimiento y cayó al suelo. Con una simple, pero certera y contundente patada, la señora Empson logró que el distinguido y estimado Fortinelli se derrumbara en femenil desmayo. Aquella soberbia patada todavía es comentada hoy, muchos años más tarde, como digno remate del suceso. Y, quienquiera que lo cuenta, no deja nunca de añadir: «Y a partir de entonces la señora Empson reemprendió sus actividades sociales y sus hijos anduvieron por la vida con la cabeza bien alta.» De esta manera, Rosalyn Walls, con un gesto aparentemente plebeyo, se elevó por encima de las inaccesibles alturas de la nobleza.

LA LLAMADA NOCTURNA

«Ven, tengo algo que contarte», había dicho Valerio al otro lado del hilo telefónico. Y ésa fue la razón de que Enrico abandonara su casa en el atardecer de aquel crudo día de invierno.

No era la primera vez que Enrico escuchaba aquella frase, y aunque ya estaba familiarizado con la clase de confidencias que anticipaba, no había dudado. Las llamadas de Valerio llegaban con oportunidad.

Tanto Valerio como Enrico eran solteros, carecían de familia y, de vez en cuando, se reunían, se emborrachaban ligeramente, intercambiaban puntos de vista sobre asuntos más o menos trascendentes y bromeaban sobre la soledad de sus vidas. Después, se olvidaban de sus existencias durante una buena temporada. Sus vidas, con aquel punto en común, seguían cursos muy distintos. En la de Enrico no existía el ocio ni había cabida para las diversiones sociales. Estaba entregado a la investigación. Su habitación amplia y su cómoda butaca, los libros y los manuscritos, le bastaban. Si alguna aspiración tenía Enrico en la vida era alcanzar la serenidad, y a veces sentía que lo había conseguido. Pero, inesperadamente, aparecía una vaga inquietud. Una tarde cualquiera levantaba los ojos y contemplaba despacio la habitación. En sus labios se dibujaba una sonrisa complacida. Durante algunos segundos, todo se detenía, se petrificaba. Después, ya no podía concentrarse en su trabajo. El bienestar había desaparecido, dejando en su lugar un profundísimo vacío. Valerio llamaba en esas ocasiones. Enrico, desasido de las cosas que le rodeaban, contestaba afirmativamente. Hubiera acudido a cualquier parte, y la casa de Valerio, al otro lado de la ciudad, era especialmente indicada. De ella salía con el vago convencimiento de que su elección no había sido errada. La vida de su amigo, aunque pareciera deslumbrante, estaba tan vacía como la suya. Era un consuelo mediocre y mezquino, pero le servía. Porque, aun cuando apenas pensaba en él, Valerio estaba detrás de su melancolía. Algunas veces se había llegado a preguntar si no era la nostalgia de su llamada lo que repentinamente hacía empalidecer sus investigaciones y su comodidad. La llamada de Valerio era la llamada del mundo. Si nadie le llamaba, ¿qué sentido tenía su existencia? Tal vez a Valerio le sucedía lo mismo: deseaba comprobar que la ausencia de emociones y vida social empobrecía y acobardaba el espíritu. Enrico y Valerio estaban, pues, unidos por la íntima necesidad de combatir la envidia, la soledad y la equivocación.

Cuando Enrico se vio en la calle, dudó. Podía tomar un taxi o podía ir en su propio coche que se guardaba en el garaje y que casi nunca empleaba para ir a casa de su amigo, pues prefería, sobre todo en invierno, la comodidad del taxi. Pero si dudaba era porque en el fondo no le apetecía mucho ir aquella noche a casa de Valerio y limitarse a escuchar cuantas fantásticas cosas le ocurrían.

Pero se había detenido en medio de la calle, y un taxi frenó a su lado. Enrico se introdujo en él, arreglándose después los faldones de su abrigo. Dio la dirección de Valerio. El conductor asintió y empezó a hablar. O tal vez había empezado antes. Era uno de esos hombres que no necesitan en su conversación el estímulo del interlocutor. Enrico no era, y aquella noche menos que nunca, un interlocutor estimulante. Sordo a las palabras del conductor, contempló, con expresión abstraída, a través de la ventanilla, las luces de la ciudad.

El taxi se aventuró por un callejón que acortaba la distancia hacia la casa de Valerio y, perdido como estaba Enrico en sus pensamientos, apenas advirtió cuanto sucedió entonces. Vio, de repente, que el coche estaba parado y que unos hombres —uno de los cuales había caído sobre él y no se levantaba— habían invadido el coche. El que se había sentado junto al conductor ordenó, con voz terminante, salir de la ciudad en seguida. El conductor había dejado, abruptamente, de hablar.

En menos de un minuto estaban en la carretera. Enrico trató de pensar. El hombre que había caído sobre él respiraba con dificultad y sus piernas estaban dobladas de un modo extraño. Su rostro expresaba dolor. Enrico se movió, rechazando el peso del hombre.

—No se mueva —dijo, entonces, el hombre que iba sentado delante—. Está en la mejor posición para no desangrarse.

Eran unas palabras extrañas, que resultaron tremendas, porque Enrico divisó, en la mano derecha del hombre, una pistola que le encañonaba, de forma que, de entrada, Enrico sintió que era él quien, si no se movía, no se iba a desangrar. Luego miró más detenidamente al hombre que lo acompañaba y vio una mancha oscura en su rodilla derecha.

El taxi, siguiendo las indicaciones del hombre de la pistola, abandonó la carretera. La noche era muy oscura y Enrico ignoraba el lugar donde se encontraban.

El herido se quejó y pareció dejar de respirar. Enrico extendió su mano y le tomó el pulso. Todavía latía.

—¿Es usted médico? —preguntó el otro, rutinariamente, como si hubiera hecho esa pregunta muchas veces en su vida.

—No —repuso Enrico.

Su voz sonó tenue, asustada.

66

Ahora el coche seguía un camino estrecho entre unas colinas. Por el ruido de las ruedas se deducía que era un camino de tierra. Descendieron una cuesta y se vislumbraron unas luces al fondo. Parecía tratarse de un valle.

—Es allí —dijo el hombre.

El coche llegó hasta las luces. Eran débiles y lo que se veía no parecía una gran mansión. Debía de ser una granja. El hombre de la pistola se volvió:

—No se le ocurra moverse —repitió, mostrando de nuevo el cañón de su pistola.

Empujó con ella al conductor. En el exterior, lo tomó del brazo y lo arrastró hasta la puerta de la casa. Los golpes del llamador retumbaron en la noche. Al cabo de unos minutos, la puerta se abrió. Del hueco oscuro surgió un hombre alto y fuerte. Todos se dirigieron al coche y sacaron al herido, ya desvanecido. Antes de cruzar el umbral, Enrico miró al conductor. Las manos de los hombres estaban desocupadas. Podían echar a correr en mitad del campo, alcanzar la carretera. Pero en los ojos del conductor no había ninguna expresión. Con la palabra, parecía haber perdido toda forma de comunicarse con los demás. El grupo entró en la casa. Atravesaron un zaguán en penumbra y se dirigieron hacia unas escaleras. Había luz en el piso de arriba.

—Vosotros delante —dijo el hombre que ya no tenía pistola, empujándoles.

En lo alto de las escaleras apareció una mujer. Sólo miró al herido, se acercó a él y ayudó a sostenerlo mientras recorrían el pasillo y entraban en un cuarto. Depositaron al herido sobre una cama y la mujer y el hombre de la pistola se quedaron allí. El otro los arrastró escaleras abajo. Volvieron al zaguán y entraron en una sala donde crepitaba el fuego en una chimenea. Encendió las luces y mandó que se sentaran.

Era una habitación espaciosa y caliente. Los colores claros de los sofás, las cortinas que cubrían las ventanas y la gran alfombra extendida sobre el suelo de madera gastada, armonizaban entre sí. Sobre un aparador se exhibía, ordenadamente, una colección de platos, fuentes y tazas. Varios cuadros colgaban de las paredes. Flotaba algo cálido en aquella habitación.

Permanecieron en ella mucho rato, herméticamente callados. El muchacho, con el ceño fruncido, se concentró en su labor de vigilancia. Miraba alternativamente a Enrico, al conductor, al fuego de la chimenea, parpadeaba, respiraba ruidosamente, y hacía balancear sus rodillas. Sus pies estaban como clavados en el suelo. Desde el piso de arriba provenía un ruido de voces y pasos.

Se escuchó un golpe desde el exterior. Posiblemente era el médico. Alguien bajó. Al cabo de un rato, volvieron a bajar. La puerta de la casa se abrió y se cerró. Un coche encendió su motor y su ruido se perdió en la lejanía. Arriba se hizo el silencio.

El muchacho hizo tamborilear los dedos sobre su pierna. Los miraba fijamente, aburrido. Los ruidos volvieron. Un coche se aproximaba. El motor se apagó a la puerta de la casa. Portazos, pasos en las escaleras. Transcurridos unos minutos, la puerta de la habitación se abrió y la mujer apareció en el umbral.

—Sal —dijo al muchacho—. Con ése —señaló al conductor.

Hubo que zarandearle para sacarlo. Parecía no enterarse de nada. Enrico y la mujer se quedaron solos en la habitación. Se oyeron algunas voces en el zaguán que pronto se extinguieron entre otros ruidos. La mujer se acercó a la chimenea y trató desganadamente de avivar el fuego. Luego se sentó en una butaca y miró a Enrico. Estaba muy cansada, pero no era desdichada. Sólo estaba algo triste. Parecía encontrarse bien allí, entre aquellos muebles y aquellos cuadros que, sin duda, respondían a sus gustos. ¿Añoraba otra vida? ¿Eran esos colores cálidos expresión de nostalgia, de una vida lejos de los hombres que la rodeaban o, delataban, por lo contrario, su complacencia?

—Hace una noche muy fría —dijo Enrico, porque repentinamente sintió la necesidad de conocer a aquella mujer.

Ella le devolvió una mirada muy dulce, ¿o era una ilusión? Pero no dijo nada.

—Aquí, en mitad del campo —siguió Enrico—. Yo no sé si podría vivir. No salgo mucho de casa, pero necesito sentir la ciudad a mi alrededor. No sé por qué. Me ayuda a concentrarme. En mi trabajo...

—la mujer le seguía mirando con sus ojos cálidos y cansados. Enrico se calló. No era eso lo que quería decirle. No sabía bien lo que quería decirle. Hubiera preferido que fuese ella quien hablara.

—No tengo ganas de hablar —dijo en ese momento la mujer, y apoyó la cabeza sobre el respaldo de la butaca.

Apartó su mirada de Enrico y perdió sus ojos en la pared. En uno de los cuadros: un paisaje amable y tranquilo. Parecía haber perdido todo interés por Enrico.

El silencio cobró de pronto una profundidad insondable. La mujer, en actitud de reposo, parecía pensar en algo. Sus ojos acariciaban, soñadores, el paisaje del cuadro. Se sintió dolorosamente atraído por ella.

La puerta se abrió y apareció el hombre que había empuñado la pistola.

—En marcha —dijo.

Enrico se levantó y miró a la mujer. Esperaba algo. Una despedida, una incierta promesa.

—No compliquéis más las cosas —dijo secamente ella, después de una fugaz mirada a Enrico—. Este no hablará. Marchaos de aquí cuanto antes. Quiero apagar las luces.

—Vamos —dijo el hombre.

Los dos abandonaron la habitación. La mujer no se movió. En el exterior, estaba helando. El silencio era absoluto. El coche estaba frente a ellos.

—Tú conduces —dijo el hombre.

Enrico se volvió hacia él, interrogante, y el otro indicó con un gesto despectivo el asiento de atrás. Allí estaba, sentado, el conductor. Había sido golpeado y sus ojos, que habían perdido el temor y la expectación de la espera, lo miraron, fríos e imperativos.

Enrico puso en marcha el coche y, siguiendo las indicaciones del hombre, salió a la carretera. Pronto se divisó la ciudad. Tenía que recordar ese camino. En las primeras casas de la ciudad el hombre mandó detener el coche y descendió.

—Dejas el coche en el centro —dijo—. Y ten la boca bien cerrada.

Su tono había sido más bajo. Debía de estar cansado. Enrico siguió hacia el centro.

—¿Necesita usted ayuda? —preguntó al conductor.

—Obedezca —repuso éste. Su voz sonó fuerte, con resentimiento—. No me han golpeado duro —aclaró después.

—¿Qué podemos hacer? —preguntó Enrico—. ¿Piensa denunciarles?

—Lo haré mañana. Agresión nocturna. No hacen mucho caso. Lo apuntan en un papel, para las estadísticas.

—Si quiere, le acompaño a la Comisaría —se ofreció Enrico.

—Iré por la mañana —repuso el conductor, rechazando su compañía—. Déjeme aquí —añadió.

Enrico detuvo el coche.

—Que tenga suerte —dijo, antes de salir de él. Sacó un billete de su cartera y lo dejó sobre el asiento.

—Váyase —susurró el hombre.

Enrico se alejó a paso rápido. Sobre su cara sintió una ráfaga de frío. No le gustaba dejar a aquel hombre así. Había sido golpeado impunemente. La mujer de la granja se encontraba ya muy lejos, tragada por la noche. Se había evaporado como un fantasma. Habría apagado las luces de la casa. El fuego seguiría crepitando en la chimenea. Volvió la cabeza. El coche ya no estaba allí. Todo, pues, había desaparecido.

En la plaza, entró en un bar. Miró el reloj. Todavía no eran las doce. Se bebió un whisky de un trago, para borrar la creciente sensación de cobardía, traición y pérdida.

Salió de nuevo a la calle. Sus pasos se dirigieron, casi mecánicamente, hacia la casa de Valerio. La contempló. Las ventanas del salón estaban iluminadas y Enrico se representó su lujoso y cálido interior. Las hermosas lámparas derramando su luz sobre los caros y escogidos muebles, el fino cristal de las copas donde se vertía el vino que habría regado la cena. Seguramente, Valerio tendría todavía su copa entre las manos. Desde allí, poco después, vio abrirse la puerta de la casa y una sombra se recortó en el umbral.

A los pocos segundos, la verja también se abrió, y la delgada y elegante silueta de Valerio apareció en la calle. Enrico se ocultó. Valerio, con paso alegre, ligero, la cabeza cubierta, la bufanda de seda bien ajustada al cuello del abrigo, avanzaba hacia sus aventuras nocturnas. Enrico lo vio pasar y no le habló, pero por primera vez en su vida deseó que fuera feliz en sus aventuras.

EN EL LIMITE DE LA CIUDAD

A las ocho de la mañana, las campanas, que habían marcado el paso de las horas durante toda la noche, despertaron al ocupante de la habitación 304 y le ofrecieron la brillante claridad que se filtraba por debajo de las tupidas cortinas. Cuando las campanadas cesaron, un clarín rasgó el aire y el remoto ritmo de una marcha militar ocupó los minutos que el viajero dedicó a correr la cortina y abrir totalmente la puerta que daba a la terraza.

El sol caía de plano sobre aquel lado del edificio: un hotel de reciente construcción desde cuyas habitaciones se abarcaba la vista de la ciudad. A la izquierda, el terreno, protegido por oscuras murallas que habían sido levantadas siglos atrás, descendía hasta el puerto. Sobre una torre vigía ondeaba una bandera. Dos espigones —uno de los cuales conservaba los raíles de un tren que había transportado mineral— avanzaban hacia el mar. Entre ellos, los barcos de pescadores flotaban exhibiendo sus fuertes coloridos. Una ancha avenida partía del puerto y bordeaba la playa, de arena oscura. Perpendicular a la avenida se abría la calle principal. Era fácil distinguirla desde la terraza del hotel por la amplitud de la calzada y el aire señorial de sus edificios.

En el montecillo de pinos donde se hallaba situado el hotel se había iniciado el trazado de un parque. Los azulejos verdes del quiosco de la música brillaban bajo los rayos del sol. A la derecha, la ciudad se extinguía en las laderas de una serie de montes bajos donde se agrupaban, indiferenciadas entre sí, casas encaladas y azules. En la cima del monte más alto, sobre una torre, otra bandera ondeaba al viento. Y, al fondo, recortado contra el cielo, grande pero no impotente, el Gurugú.

El ocupante de la habitación 304 contempló largamente la ciudad. No había nacido en ella, pero había pasado allí parte importante de su vida. Había transcurrido mucho tiempo desde entonces, pero, a excepción del hotel y de un par de bloques modernos que se habían levantado en el centro en sustitución de viejos edificios, nada había cambiado. Sólo estaba más deteriorada. Los cálidos colores de las fachadas, y los más oscuros de las verjas que adornaban los balcones, se habían ido desvaneciendo. Un nuevo malecón, en aguas que ya no le pertenecían, se adentraba en el mar. Señalaba el límite. La ciudad no podía crecer. Al otro lado, se extendía otro país. Aquella ciudad existía lejos del corazón de la patria que simbolizaban todas aquellas banderas que ondeaban tan orgullosamente. Nada, en todo el paisaje, recordaba a ese corazón. La luz, impregnada de polvo, de desierto, reverberaba sobre la llanura. Sin embargo, aquellas casas de hermosas y pretenciosas fachadas eran testimonio de una presencia. Una civilización había impreso su orgullo y su estilo en ellas. En el pasado, el ocupante de la habitación 304 había hablado de ello con calor.

Dejó la terraza y encargó el desayuno y el periódico. Algo más tarde, con el periódico bajo el brazo, abandonó la habitación.

El encargado de recepción le dirigió una mirada de vaga curiosidad. Fuera de temporada, los viajeros adquieren, en los hoteles vacíos y silenciosos, un aire sospechoso. Ya en el exterior, el hombre emprendió el descenso de la empinada cuesta que bajaba hacia la ciudad. No era joven, pero sus pasos eran ágiles. Andaba sin esfuerzo.

En la limpia mañana de febrero, la ciudad ya había comenzado a moverse. Los jardineros trabajaban en el parque y un muchacho, tal vez escapado de la escuela, escuchaba la música que brotaba de una radio. Sus notas invadían la calle solitaria.

El visitante se dirigió hacia el puerto. Desde allí, contempló las murallas. Deshizo sus pasos y se adentró por la calle principal. Todas las casas tenían en su planta baja un escaparate donde se ofrecían a la venta, en confusa disposición, los más diversos objetos. Con pequeñas variaciones, las tiendas eran iguales entre sí.

La calle, que había ido ascendiendo casi imperceptiblemente, desembocaba en una plaza irregular de la que partían calles en todas direcciones. El viajero se decidió por la más empinada y en seguida estuvo inmerso en un mercado callejero de ropa y, más adelante y algo más organizado, un mercado de frutas y verduras. Aquel barrio estaba lejos ya de la majestuosidad del centro. Muchos hombres iban cubiertos con chilabas y las mujeres de edad habían adoptado un sari de nylon blanco. A un lado de la plaza y tras unas celosías de madera, se levantaba la terraza de un salón de té. No era precisamente un lugar elegante. En él deambulaba la gente del mercado. El visitante se dejó caer con todo el peso de su cuerpo sobre una de las endebles sillas de madera dispuestas sobre la superficie de la terraza. Encargó un té y extendió el periódico ante sus ojos.

Un vendedor ambulante se paseó por la terraza, mostrando sus mercancías en el fondo de una caja marrón. Había relojes, de esferas azules y verdes, bolígrafos y encendedores esmaltados, estatuillas de piedra; la mayoría, figuras de elefantes. El visitante, que se había asomado a la caja, negó. Su gesto de curiosidad le valió una mayor insistencia. Para desembarazarse del vendedor, compró un reloj.

—¿No necesita nada más? —preguntó el vendedor en tono confidencial.

—Un coche. Me gustaría atravesar la frontera.

El vendedor lo miró con un brillo de desconfianza en sus ojos. Pero en seguida se sobrepuso.

—Un coche, por supuesto. El problema es la frontera —añadió pensativamente.

—No quiero sino ir a Nador. Ir y volver. Una visita, nada más.

—Perfectamente —dijo el vendedor, aprobatorio, levemente aliviado—. No hay problemas. Puedo conseguir el coche y la persona que le lleve. Sin preguntas en la frontera. Sin esperas.

—Todavía no me he decidido. Si lo hago, vendré por aquí mañana.

—Perfectamente, señor. Lo que usted quiera. Yo siempre estoy por aquí. Por si acaso, le busco el coche. Si no viene, no pasa nada —lanzó una mirada a su caja marrón, de donde había salido el reloj, y se alejó, saludando.

El viajero terminó el té y se encaminó hacia la calle principal. A una manzana de la plaza, penetró en un gran edificio y se presentó en recepción. Le esperaban. Ese había sido el motivo del viaje. Había sido escogido para llevar a cabo aquella gestión porque él conocía esa ciudad. La reunión se prolongó hasta la hora del almuerzo, incluyéndola. Aunque volvería a celebrarse una segunda sesión, más relajada, por la noche.

Regresó al hotel. En el último tramo de la cuesta, aminoró el ritmo de sus pasos. Ya en su habitación, corrió la cortina, dejando el cuarto en penumbra, y se tendió sobre la cama.

Le despertó el sonido del teléfono al otro lado de la pared. Era un timbre remoto que se introdujo en sus sueños y le entregó a la realidad de la habitación oscura. Una voz de mujer en un idioma que no pudo reconocer —tal vez era francés— hablaba en susurros. De pronto, se convirtieron en un grito. Sus sollozos atravesaron la pared. Inmediatamente, un ruido seco, como de una puerta cerrada con violencia. El teléfono fue colgado y una voz de hombre empezó a proferir insultos. Esta vez, no había duda, en francés, aunque su pronunciación no era la de un nativo. Tal vez un español. Repitió varias veces en tono despreciativo y amenazador: «¡Deja de mentirme!» La mujer seguía sollozando. Pronto se hizo el más absoluto silencio.

Apartó las cortinas y salió a la terraza. La ciudad se estaba hundiendo en la noche. La luz de las farolas iluminaba débilmente las calles. Sobre el mar se reflejaban las luces del puerto y el faro brillaba con intermitencia. Volvió al cuarto, se lavó, se cambió de camisa y bajó al bar.

Al otro lado del mostrador, varias camareras desocupadas hablaban en tono elevado. Se quejaban de los frecuentes apagones que podían sorprenderles camino de sus casas a última hora de la tarde o en el interior de un cine, de la falta de diversiones: de toda la parte del mundo que no llegaba hasta allí. Tuvo que alzar el tono de la voz para atraer su atención.

Un matrimonio de edad y posición social confusas estaba sentado a una mesa. El resto de las mesas estaban vacías. Un enorme bolso de cocodrilo descansaba sobre el mantel. Cualquiera que fuese la razón que les había llevado allí, no parecía proporcionarles un motivo de conversación. El hombre movía los labios, pero no hablaba, producía una especie de rumor. La mujer, que observaba cuanto la rodeaba con unos ojos claros, inexpresivos, no lo miraba a él. Por un momento, su mirada se cruzó con la del ocupante de la habitación 304 y en sus ojos se reflejó un brillo de duda. Luego, pausadamente, su mirada se posó sobre el bolso.

Otro hombre entró en el bar. Se sentó al otro extremo de la barra, pidió el menú y lo estudió. Lanzó hacia las camareras miradas de insinuación. Ellas seguían con su rosario de quejas que, de vez en cuando, de forma inesperada, interrumpían con una risa estentórea. Al fin, una de ellas le fue a atender y otra se aproximó al ocupante de la 304 en busca de algo bajo el mostrador.

—No hay mucha gente en el hotel —dijo éste.

La camarera se volvió hacia él. Era una joven bonita.

—Es invierno —replicó—. En verano no se encuentra una habitación libre en toda la ciudad. Llegan a alquilarse hasta las casas particulares —lo miró de frente y se fue bruscamente.

El viajero pagó su consumición y salió a la ciudad oscurecida. Su nueva cita se desarrolló, como la primera, sin contratiempos. Cenó, después, en el Club Marítimo, rodeado de más camareros —escrupulosamente atentos, ceremoniosos— que de clientes.

En el hotel, por la noche, ya no había ningún signo de vida. De la habitación contigua llegaban pequeños movimientos, débiles ruidos.

A la mañana siguiente, el sonido del teléfono volvió a irrumpir en su sueño. Durante mucho tiempo el timbre se repitió, sin que nadie lo contestara. Después de una pausa, volvió a sonar. No obtuvo respuesta. Trató de recuperar el sueño, pero los ruidos del exterior, que llegaban en medio del silencio de la mañana, le desvelaron. Extinguidos los últimos acordes de la marcha militar, se levantó. La ciudad apareció, fulgurante, ante sus ojos. Un grupo de jardineros, bajo el balcón, discutía con fuerza, lo que resultaba extraño en aquel lugar y a aquella hora.

La muchacha que trajo el desayuno, la misma que la noche anterior le había atendido en el bar, parecía muy contenta.

—Se fueron los de la 303 —dijo el hombre.

La muchacha se rió y aseguró que los inviernos eran insoportables. Luego, describió a la pareja. Habló con admiración del sari de seda amarillo que llevaba la mujer. Pero el hombre no le había gustado. Frunció el ceño, como si tuviera contra él algo personal. Repentinamente, se calló. Había hablado demasiado.

—Que tenga usted un buen día —dijo alegremente desde la puerta.

El vendedor ambulante estaba sentado en la terraza, tras las celosías del salón de té. Sonrió generosamente.

82

—Sabía que iba a volver —dijo, convencido.

Se levantó, dejando una moneda sobre la mesa.

—El chófer nos está esperando.

El visitante le acompañó silencioso. Subieron por una estrecha calle en cuesta, a un lado de la cual se sucedía una hilera de tiendas, todas cerradas con oscuras persianas de madera. Parecían cerradas para siempre. El vendedor golpeó una puerta e inmediatamente apareció un muchacho en el umbral. Alto, fuerte, de tez oscura y cabello claro. Asintió a todo cuanto dijo el vendedor y señaló un enorme coche azul aparcado en un callejón.

El viaje a Nador fue un viaje veloz y sin problemas. En la frontera, el joven se entendió con los guardias, y ni siquiera hubo que dar propina. En Nador, recorrieron el mercado. Luego, se dirigieron a la avenida donde los nativos se sentaban alrededor de mesas de madera para beber sucesivos vasos de té. Ellos también se sentaron y pidieron té. A unos pasos de distancia, en una mesa ocupada por árabes de todas las edades, una mujer muy joven y hermosa, vestida con un sari amarillo, hablaba animadamente. A su lado, un hombre pálido, de procedencia europea, permanecía callado. Al fin, se levantó e hizo levantar a la dama árabe. Todos se pusieron en pie, abrazaron a la joven y se quejaron lastimeramente. El hombre estrechó, sin cordialidad, la mano de sus acompañantes, luego empujó a la joven fuera de la avenida y se dirigieron hacia un lujoso coche. El coche dio la vuelta frente al mar y desapareció. El grupo de árabes se volvió a sentar, todavía quejumbroso.

El visitante lanzó una mirada hacia el fondo de la avenida, por donde había desaparecido el coche. El muchacho, que había observado la escena, sonrió vagamente.

—Si tiene usted tiempo —dijo—, podemos ir a un lugar que conozco.

Sus ojos brillaban con animación.

—Tengo tiempo —dijo el hombre, desganado.

Abandonaron Nador camino de la frontera. Al cabo de unos minutos, el coche se apartó de la carretera y avanzó hacia el mar por un camino de arena. Unas palmeras bajas bordeaban el camino. No terminaba en una playa, sino en una explanada de piedra gris. A un lado, se levantaban unos edificios acristalados.

—Una base de hidroaviones abandonada —informó el muchacho, con el orgullo de un propietario.

Salieron del coche y recorrieron la explanada. Contemplaron los edificios: sus cristales estaban rotos, el hierro oxidado. El mar plateado, plácido, chocaba en suaves oleadas contra la piedra. El sol se derramaba sobre él.

—¿Le gusta? —preguntó el muchacho.

Sonrió. Para él era el paraíso.

Ofreció un cigarrillo a su acompañante. El hombre rehusó. El chico fumó despacio, con los ojos perdidos en el horizonte.

—Es hora de volver —dijo el hombre.

En el coche, el muchacho encendió la radio. Seguía el ritmo de la música, a elevado volumen, con la cabeza. La visión del mar se perdió. Sólo había desierto y luz cegadora. En la frontera, un desordenado grupo de gente cargada con los más diversos paquetes y algún que otro animal doméstico, pareció que iba a impedirles el paso. Pero de nuevo el muchacho, que salió del coche y habló con un guardia, allanó toda dificultad. El viaje, al fin, llegó a su término. El hombre pagó a su chófer y le invitó a almorzar en su compañía, pero el muchacho se excusó. Debía comer con sus padres.

Después del almuerzo, abandonó la ciudad. Un taxi lo llevó desde el hotel hasta el aeropuerto. Faltaba media hora para la salida del avión y pidió un café. Desde la mesa contempló las pistas de aterrizaje.

Probablemente, no volvería a aquella ciudad. Tiempo atrás, había hecho suyo su destino, pero ahora ya no la veía: sólo las pistas de aterrizaje al otro lado del ventanal. El pasado, y tal vez el presente, se desvanecía en ellas.

LA VIDA OCULTA

Jacomo Sandoval se encontraba a la sazón en Nápoles, en casa de su tío el capitán Ricamo, marqués de Villamayor. Se había quedado allí, porque de regreso a Palermo, donde tenía familia, vivienda y oficio importante, se había sentido mal. Ya no era el joven a quien las dolencias corporales le hacen sonreír fanfarronamente. A los treinta y ocho años, se sentía cansado. Había participado en más de treinta batallas y, por lo menos dos de ellas, figurarían para siempre en los anales de la historia. Había dejado, pues, su huella en el siglo. El rey, para saldar la deuda de sus servicios, le había recompensado liberalmente. Bien es cierto que Jacomo se había ganado esa recompensa, no sólo en el agitado campo de las batallas, sino en las muchas horas de espera que había tenido que gastar en las antesalas de administradores y virreyes, antes de que se atendieran sus peticiones. Y de eso también estaba cansado. Si algo había conseguido, nadie se lo había dado de balde.

Pero todas las dificultades que habían tenido que ser superadas para lograr su envidiable renta y posición, le dolían ahora, le desvelaban, mientras, postrado en el lecho del cuarto que su tío había dispuesto para él, sufría los intermitentes escalofríos de la fiebre. Y no hallaba ningún consuelo en sus recuerdos. Las guerras se desvanecían en una nube de polvo y el rostro de su dulce esposa no quería acudir a su memoria. Ella sí que había soportado con paciencia sus largas ausencias, sus regresos súbitos, muchas veces malhumorados, y sus también súbitas partidas, quedándose al frente de una casa donde la sucesión de nacimientos no estaba en relación con el incremento de los ingresos. Ella nunca se había quejado. Sólo le comunicaba lacónicamente: tal ha nacido, tal tiene ya tantos años, tal superó una enfermedad, tal ha muerto. Ahora Jacomo no veía el rostro de aquella mujer ejemplar. Hacía un esfuerzo por evocar sus rasgos tranquilos y bien proporcionados, y fracasaba. De su esposa sólo le venía un murmullo, un confuso recuento de datos que no se entendía bien. A sus hijos tampoco podía recordarles, pero eso no le inquietaba. Todos los niños le parecían iguales. Envueltos en encajes y terciopelos, perfumados, cualquiera sabía cómo eran en realidad. Jacomo Sandoval sólo se entendía con los rapaces de las calles, porque él mismo había sido un rapaz antes de ser soldado.

El médico aparecía de tiempo en tiempo tras la

cabecera de la cama. Ordenaba que se le diese un brebaje que el pobre Jacomo tragaba a duras penas y, tras lanzarle largas miradas filosóficas, decía que todo marchaba bien. Jacomo perdió la noción del tiempo.

Un mediodía abrió los ojos y vio el cuarto iluminado por la suave luz que se filtraba a través de las cortinas. Supuso que estaba amaneciendo. En la casa reinaba un silencio extraño. Agitó su cuerpo bajo las sábanas y lo reconoció sano. Habían cesado los dolores. No tenía fuerzas suficientes como para incorporarse, de forma que durante un rato sólo miró los diferentes objetos, algunos muy valiosos, que poblaban el cuarto. Era evidente que su tío se cuidaba muy bien. Era muy entendido en todo aquello que significaba lujo: vidrios, tapices, joyas. Mientras se decía que era probablemente su buena relación con el obispo lo que le había procurado una posición tan sólida, se dio cuenta de que en el exterior, alguien cantaba. Hermosas canciones las napolitanas. Y hermosas las napolitanas. Una canción se sucedía a otra y se diría que la voz sabía que estaba siendo escuchada. Sonaba cada vez más próxima, y su tono se iba haciendo más íntimo.

Repentinamente, cesó, y un gran vacío tomó posesión de la habitación, antes tan llena. Los objetos preciosos seguían sobre los estantes, los tapices y los cuadros cubrían las paredes, pero en el aire no había nada. Antes de darse cuenta, Jacomo se había levantado, había abierto el balcón y buscaba en el hueco de las ventanas abiertas a la mujer que le había deleitado con su voz. Al fin, la halló. No cantaba ahora, movía los labios susurrando como para sí, y miraba al bastidor mientras sus manos manejaban la aguja. Era una mujer muy hermosa y Jacomo se quedó contemplándola.

Jacomo Sandoval había conocido a muchas mujeres. En la vida de los soldados las mujeres son casi imprescindibles. A las mujeres se acude siempre, se ganen o se pierdan las batallas. Mujeres para celebrar la victoria y mujeres en cuyo regazo lamentarse del fracaso. Un soldado sin una mujer es un extraño soldado, está mal visto. Jacomo podía considerarse un hombre afortunado, pues nunca había tenido que suspirar por una mujer. Estaba seguro de que la dama del bastidor levantaría, al fin, sus ojos hacia él, y esperaba ese momento apoyado en la balaustrada, mientras el sol caía sobre su cabeza. La dama levantó los ojos. Era muy joven. Su mirada era de esas miradas demasiado inocentes, demasiado abiertas, que causan gran confusión. Fue seguida de un gesto con la mano. Luego, la dama desapareció. Al cabo de un rato, Jacomo escuchó unos golpes en su puerta y como estaba seguro de ver aparecer a la muchacha tras ella, se quedó paralizado ante la vista de un joven extraordinariamente hermoso, cuyos ojos brillaban con la misma inocencia que los que acababan de mirarle. El joven sonreía. No había duda de que se trataba de un recadero y seguramente de eso estaba hablando, aunque

Jacomo no podía escucharle. Fuera porque el sol le había afectado más de la cuenta, o porque la enfermedad le había dejado enormemente débil, o porque los ojos del muchacho eran de un azul en verdad deslumbrante, el caso es que Jacomo hubo de echarse sobre el lecho, víctima de algo que no había experimentado jamás: la atracción hacia otro hombre.

—¿Os encontráis bien? —preguntó el muchacho cuando, una vez finalizado su discurso, no obtuvo respuesta.

—Aproxímate —pidió Jacomo, a quien el sol, la enfermedad y la belleza daban nueva audacia.

—¿Cómo has encontrado mi casa? —preguntó luego, por empezar a hablar.

El joven dio una larga y exhaustiva explicación. Al parecer, había sido una buena pregunta. Describió la parte de Nápoles donde se encontraban, habló de la influencia del marqués en el gobierno de la ciudad e incluso parecía estar enterado de la larga y extraña enfermedad de Jacomo. Habló con admiración de la fama que había cobrado en la última batalla, añadiendo que a un soldado que tan valientemente había defendido a su rey nada se le podía negar. Y nada le fue negado aquel ardiente mediodía.

Ya en el momento de las confidencias, preguntó Jacomo:

—¿Y tu ama?

—Buena fulana está hecha —repuso tranquilamente el muchacho.

—¿Te has fijado en sus ojos? ¡Son iguales a los tuyos!

El joven se echó a reír. Todo el mundo lo decía. Se encogió de hombros. Así era el azar, la naturaleza. No parecía darle más importancia. Pero a Jacomo el parecido le impresionaba, le irritaba.

—Estoy seguro —dijo insolente— que debe de haber una razón para ese fantástico parecido.

—¿Razón? —pronunció parsimoniosamente el muchacho, como si se tratara de una palabra rarísima.

—Vamos, que a mí no me engañáis. Sois hermanos.

—Y si fuésemos hermanos, ¿con qué objeto habríamos de ocultarlo? —dijo el joven después de frenar su risa.

—Bueno —repuso Jacomo, sin darse por vencido—, la gente oculta muchas cosas. No creas que todo el mundo va por ahí pregonando las verdades a los cuatro vientos. Hay cosas que están bien en una parte y en otra no. Hay pueblos que tienen costumbres extrañas.

—Oh, vamos, qué manera de embarullarte. Si te descuidas, caes en herejía.

Jacomo miró al muchacho con recelo.

—No soy un soplón, demonios, no me mires así. Pero todo lo que dices carece de sentido. Eres un hombre muy complicado y no sé exactamente qué es lo que te preocupa. Pero si sales de dudas visitando a Lucrecia, ahora mismo te llevo junto a ella.

Los criados del marqués sirvieron un abundante almuerzo y después de descansar un rato, Jacomo y el joven salieron a la calle. Pasaron por delante de varios palacios y se detuvieron al fin al pie de una cancela.

—No imaginé que estaba tan lejos —dijo Jacomo, fatigado.

El muchacho abrió la puerta, le guió a través de unas escaleras de mármol y aparecieron en la estancia de Lucrecia.

—Mucho habéis tardado —dijo ésta, mirando atentamente al caballero y al recadero—. Afortunadamente, soy una dama paciente. Si no tuviera paciencia, más me valiera morir. No es divertida la vida de una dama.

Sin embargo, sus ojos brillaban, divertidos.

—Fabio —pidió Lucrecia—, tráenos algo de beber. Estoy muerta de sed.

El muchacho salió del cuarto esbozando una breve reverencia que a Jacomo se le antojó un gesto burlón.

—Bien, caballero —dijo Lucrecia, levantando su barbilla hacia Jacomo y en un tono frío y cantarín—. ¿Qué deseais?

—Si no me equivoco —repuso el soldado, que a estas alturas creía que sí se equivocaba—, fuisteis vos quien me mandó llamar.

Lucrecia sonrió. Alargó la mano hacia el bastidor para acariciar con la punta de los dedos el bordado.

—Es cierto que os llamé, pero, al fin, vos vinisteis, y cuando uno va a alguna parte es porque espera algo, ¿qué esperáis vos en realidad?

—Señora —dijo Jacomo, acercándose a Lucrecia—, desde que os oí cantar desde mi lecho sentí la necesidad de estrecharos entre mis brazos.

—Sin embargo, os habéis entretenido con Fabio —dijo la dama, rechazando con su delicada mano el peso del cuerpo de Jacomo—. Y me siento celosa. Debéis definiros. O él o yo.

—¿Cómo podría dudar, señora? ¿Acaso me veis indeciso?

—No puedo negar que estáis adiestrado en las respuestas oportunas, pero si os aceptara ahora me atormentaría más tarde la duda de si, en igualdad de condiciones, no preferiríais a Fabio.

—Fabio no está aquí —dijo el soldado, sudoroso e irritado ante la incomprensible resistencia de la dama.

Como convocado por las palabras de Jacomo, entró en ese instante Fabio, que repartió los refrescos encargados por Lucrecia. Jacomo se dejó caer sobre una butaca, desanimado.

—Si os pongo a prueba es para que luego disfrutéis más de mis favores —dijo Lucrecia, sonriendo compasivamente.

Todos bebieron sus refrescos en silencio.

—¿Y bien? —preguntó Lucrecia al fin.

Jacomo miró a Lucrecia. Miró a Fabio. Cerró los ojos con dolor.

—Querido Fabio —dijo la musical voz de Lucre-

94

cia—, está visto que, una vez más, nuestra rivalidad no puede resolverse. Amémonos tú y yo para que el soldado encuentre un bálsamo en sus tribulaciones.

Desdichado Jacomo. Alguna vez en algún burdel había espiado el amor de los otros, pero en aquella habitación tan escuetamente amueblada, inundada por la luz de la tarde, los hermosos seres que se amaban a sus pies, le parecieron parte de un sueño. Aquella escena le perdió para siempre.

Apareció en su casa al anochecer y nunca se preocupó de recordar cómo llegó hasta ella, si fue solo, acompañado o trasportado en un coche. Cuando su tío regresó a la mañana siguiente lo encontró levantado y arreglado, pero devolvía una mirada ausente, que podía atribuirse a su reciente enfermedad.

—Querido sobrino —le dijo cuando lo juzgó oportuno—, ahora que ya te has curado, lo más conveniente es que te reúnas con tu querida esposa cuanto antes. Ella debe de estar ansiosa por tenerte a su lado y nadie como ella podrá procurarte las atenciones que requieres. Yo te alojo con gusto, con placer —subrayó, puesto que lo estaba echando—, ya ves que soy un pobre viejo del que nadie se acuerda y tú me has acompañado, aunque hayas estado postrado en cama —el pobre marqués empezaba, nervioso, a desvariar—. Pero la familia es la familia y tus pequeños hijos alegrarán, mejor que yo, las tediosas horas de tu convalecencia.

Después de tantos esfuerzos, el marqués se encontró con que su sobrino había dispuesto ya su equipaje. Pensaba reemprender su viaje aquella misma mañana. El tío, asombrado y levemente inquieto por haber sido descortés, incluso intentó retenerlo, pero Jacomo tenía una idea fija. Sus palabras de agradecimiento no fueron excesivamente cordiales y el tío se calló, malhumorado. Bastante había hecho con albergar a Jacomo durante aquel largo mes.

En Palermo, todo seguía igual. La vida de la ciudad discurría entre la violencia, el peligro, las confidencias y el aburrimiento de siempre. María Sandoval, glorificada por el pasado heroico de su esposo y por la nada despreciable renta que le habían asignado, había embellecido la casa y se había embellecido a sí misma. Los hijos que habían sobrevivido a las enfermedades eran ya muchachos y ninguno de ellos mostraba una clara inclinación hacia las armas. Hubo un primer conato de recelo, ante posibles cambios en las costumbres familiares, pero ni se puede cambiar lo que apenas existe ni Jacomo estaba especialmente interesado en alterar la vida de nadie. En seguida se demostró que el por tan largo tiempo ausente cabeza de familia no molestaba en absoluto. Muchas veces sus ojos se perdían y no contestaba a las pequeñas preguntas de su esposa sobre aspectos de la vida doméstica. María Sandoval sabía comprenderle. Los soldados no pueden apartar de sí el recuerdo de las pasadas guerras. La nostalgia de las batallas los acompaña para siempre, Jacomo se iba haciendo cada día más silencioso, más huraño. María toleraba, indulgente, sus excentricidades, mientras la rutina de la vida continuaba.

El lugar preferido de Jacomo era el jardín. Pasaba muchas horas contemplando las hojas de los árboles. Tenía, también, un cuarto preferido, cuyas paredes desnudas reflejaban la luz del día y de la noche. No soportaba los muebles exquisitamente trabajados que colmaban las otras habitaciones, ni los objetos que adquiría su esposa y sus hijos para mostrarlos orgullosos a los visitantes. Cuando los ojos abstraídos de Jacomo se desprendían de la rama del árbol que el sol nimbaba, o del punto de la pared que daba paso al infinito, miraban al resto de los mortales como si no los reconociera. Y si aparecía ante él la grácil silueta de María, se empañaban de bruma. En seguida estuvo claro para todos que el pobre Jacomo había perdido el juicio.

Algunas veces miraba a María disimuladamente, receloso y alarmado, por si ella hubiera llegado a entender la razón de su vacío.

Pero María Sandoval no lo entendía. Iba y venía por los pasillos, recorría los senderos arreglando los setos. Ciertamente, no descuidaba las tareas de la casa y se ocupaba de sus hijos. Pero, en realidad, no tenía mucho trabajo. Contaba con doncellas eficientes y los niños, ya crecidos, no la molestaban. Tantos años de ausencia, de hijos, de esperas, en lugar de gastarla la habían embellecido. Era una mujer hermosa y empezaba a saberlo. Era feliz comprobando que la delicada tela de sus vestidos realzaba su figura. Estaba encantada con las variaciones de su peinado, que daban a su rostro una nueva expresión cada mañana. Su Jacomo, a quien apenas había llegado a conocer en su juventud, ahora, callado, y ausente, cada vez estaba más lejos, pero María se encogía levemente de hombros y, casi sonriente, se decía para sí: «¡Cosas de las guerras!» Luego se alejaba cantando, porque Dios la había obsequiado con una dulce y melodiosa voz que inundaba la casa de forma casi imperceptible.

LA ORILLA DEL DANUBIO

A L. P.

El hombre, la criatura más perfecta de la creación, que Dios moldeó en barro con sus propias manos, tiene una propiedad que es motivo de angustia para muchos de ellos: la volubilidad. Seguramente, fue una prueba que Dios quiso ponerle en el camino para que, al volver a El al cabo de muchas vueltas, comprendiese que el último encuentro no es, al fin, tan fácil. Los designos divinos son, en cualquier caso, inescrutables, y habrá que suponer que si el hombre es un ser tan inquieto y vacilante es porque se ajusta así a los planes sublimes del Altísimo.

No eran éstas las reflexiones que llenaban la cabeza de Julio Torreno horas antes de atravesar el Danubio, que todavía no se vislumbraba, aunque toda la tropa hablaba ya de él. La cabeza de Julio Torreno estaba más bien vacía, a lo más, desconcertada. Pero si hubiera sido capaz de pensar, si su mente se hubiera atrevido con Dios, hubiera llegado a esta vaga conclusión: la de que al mundo no había quien lo entendiera.

Para comprender mejor esta historia hay que hacer dos movimientos: hay que retroceder, por lo menos, tres siglos, y ponerse después en el lugar de un villano sin ambición que se ha hecho soldado por no morirse de hambre. De Castilla a Europa, y de nuestro actual conocimiento del mundo al aislamiento en que se vivía entonces.

En el pequeño pueblo olvidado por Dios y por casi todos los poderes que mal o bien dicen representarle, el gran enemigo de esa abstracción llamada Imperio era el Turco. A eso llegaba su sabiduría. Contra el Turco había que luchar siempre. Había otros enemigos: moros, judíos, ladrones, pero era difícil en ocasiones tener una idea clara de su peligrosidad. Había, por ejemplo, bandoleros muy piadosos. Pero en la cuestión del Turco todos estaban de acuerdo.

En mitad de Europa, todo había cambiado, incluidos los turcos. Ahora resultaba que el Turco era su amigo, su aliado, todo el batallón confiaba en él y, si se dirigía hacia el Danubio tranquilamente, era porque el Turco lo permitía.

Con aquella inesperada inversión de valores, Julio Torreno llegó a la orilla del Danubio. Ante él, ante todo el batallón, una inacabable extensión de agua se descubrió, y todos se asustaron. Ignoro si alguno pensó en Moisés, pero no parece descabellado que la fantástica hazaña del Mar Rojo se reprodujera en algunas de sus cabezas, si es que había alguna cabeza lo suficientemente culta. El Danubio, desde luego, no se partió en dos, y la tropa se acomodó en las barcazas y remó durante un lapso de tiempo que a Torreno se le figuró interminable. No había tenido la tentación de las Indias por no tener que flotar sobre las aguas durante quién sabe cuántos días y nadie le había advertido que el Danubio alcanzase aquella anchura. Hombro con hombro con sus compañeros, rodeado de las aguas grises del Danubio, pasó los momentos más desagradables de su vida.

Pero una vez pisó tierra, estaba tan agradecido de no haber sucumbido para siempre, que su entendimiento se abrió un poco y sus ojos empezaron a disfrutar de las novedades. Atravesaron Orpaca, adonde se aseguraba no había llegado la civilización y una oleada de orgullo imperial —de ese Imperio del que se decía que en sus tierras no se ponía el sol—, invadió al batallón. También Torreno, analfabeto, como el resto de los soldados, se sintió superior a los orpacanes e intercambió bromas con sus compañeros como si las vidas de todos ellos se hubieran desarrollado entre sedas, laúdes y pergaminos. Torreno, incluso, se llegó a preguntar, con ese atisbo de razón que ahora lo alumbraba, por qué no se podía obligar a aquellos salvajes a adoptar las costumbres del mundo moderno. El mismo, de no haberse decidido a probar suerte, se habría mantenido siempre atado a la miseria de su pueblo. Había abandonado su aldea y allí estaba, conociendo el mundo.

Bordearon después el estado de los anaptistas y se murmuró lo que de ese estado otros habían contado: allí regía un código distinto, antinatural. Los anaptistas vivían en común y nadie era superior a su vecino. Toda la tropa se cansó de comentar sus hábitos en tono de ferviente desprecio. Incluido el aragonés que había marchado emparejado con Torreno durante todo el recorrido y que nadie pudo encontrar a la mañana siguiente. En seguida se supo que el aragonés estaba con los anaptistas y que había salido de su pueblo con el exclusivo propósito de reunirse con ellos, pues ya un tío suyo llevaba con ellos varios años.

Antes de que el batallón llegara a su meta, el capitán los arengó. La misión consistía en prestar ayuda a unos príncipes amigos del emperador, que se encontraban en apuros. El discurso del capitán fue bello e impresionante. Las ideas de Imperio y honor, repetidas, enardecieron a los soldados. Y en seguida se produjo el recibimiento de los príncipes, caluroso, espectacular.

Era un hermoso día de primavera y en las calles, adornadas con ramilletes de flores de vivos colores, reinaba el entusiasmo. Los príncipes eran jóvenes y la princesa, rubia, alta, imponente, causó una profunda impresión en Torreno. Más que nunca se alegró de haber salido de su aldea y en su fuero interno se prometió ser el máximo defensor del honor de aquella dama. Le invadió la claridad. Vio su destino. Aquella noche la tropa se emborrachó y Torreno, en su descontrol, sólo repetía: «Ya sé, ya sé.» Ya sabía por qué no había ido a las Indias, por qué no había desertado, muerto de miedo, antes de atravesar el Danubio, por qué no había comprendido la evasión del aragonés. Rebosaba gratitud hacia el flamante emperador que le enviaba a proteger a tan hermosa señora y lloraba enternecido, inspirado y lleno de fuerza.

Después de la fiesta, se organizó la guardia. El capitán los llevó a las murallas y les ordenó vigilar el horizonte. Reinaba cierto desorden sobre las murallas. Torreno, con expresión encantada, seguía las bromas de sus compañeros o les oía quejarse. Parecía que hubiera nacido entre aquellas piedras, tan a gusto se encontraba.

Era mediodía. Un rumor de pájaros llenaba el aire. Los soldados habían terminado de comer y algunos de ellos, de pie, habían cerrado los ojos. Una voz dijo: «¡La princesa se acerca!» Y todos se enderezaron y se compusieron, pues la princesa traería su cortejo y quién sabe si no vendría también el capitán. Apareció primero la princesa, tan alta como un soldado, su hermosa cabellera al viento y un traje que despedía cálidos destellos de terciopelo. Los miró uno a uno, como si buscara algo. Y miró también a Torreno, que, no por atrevimiento, sino por devoción, sostuvo su mirada. Entonces llegaron hasta ellos, susurrantes, estas palabras: «Decídete ya, buscona.» Como un relámpago, con la espada desenvainada, Torreno se volvió: había reconocido aquella voz. Pertenecía al soldado que estaba situado a dos metros a la derecha. Altivamente, Torreno lo retó y, antes de que el soldado se diera cuenta de lo que sucedía, le dio muerte.

La princesa, paralizada, apenas había gritado. Se había tapado la cara con las manos y se apartaba, horrorizada, del lugar. El príncipe, el capitán y los otros componentes del séquito que, efectivamente, venían detrás, tardaron en reaccionar. No sabían bien lo que había pasado. Ellos no habían escuchado nada y, de repente, se habían encontrado con un soldado muerto bajo sus ojos. Miraron con horror al resto de los soldados, temiendo que se tratase de una rebelión, pero aparte del muerto, no había nada más. Fue Torreno el que tomó la iniciativa. Se cuadró frente a su capitán, le entregó la espada y dijo solemnemente:

—El honor de la princesa está limpio.

—Claro que está limpio —repuso el príncipe, que había entendido las palabras de Torreno, pues, para asombro de todos, conocía a fondo el latín—. Aún diría más: reluce.

—Sí, señor —acató Torreno, con la cabeza baja, pero con un deje de satisfacción en su voz.

El capitán intervino. Allí había un hombre muerto y un hombre culpable y los dos eran suyos. Con voz firme y concluyente ordenó que se llevaran al muerto y que Torreno fuera detenido. Esperaba así zanjar el asunto. Pero el príncipe no se dio por satisfecho y preguntó:

104

—¿Qué habrá querido decir ese imbécil?

—Lo ignoro —repuso, angustiado, el capitán.

—Hay que averiguarlo —ordenó el príncipe, clavando los ojos en su esposa, que, con rostro ya impasible, se encontraba a su lado.

El capitán averiguó la verdad, pero halló la verdad impresentable y decidió que el honor resplandeciente de la princesa quedaría empañado tras las declaraciones de Torreno. Lo pensó, lo meditó, y llegó a una conclusión: Torreno tenía que desaparecer. Sus palabras no encajaban en ninguna de las versiones que se le ocurrían. Maneras de hacerle desaparecer también se le ocurrían varias. Pero el capitán, presuntuoso y huero como era, tenía sus debilidades humanas. No se lamentaba de la sangre derramada en la guerra, pero aborrecía sacrificar a un inocente en tiempos de paz. No sentía, además, ninguna simpatía por aquel príncipe que tan ostentosamente declamaba su latín de academia. No se sentía obligado a prescindir cruentamente de uno de sus hombres por dejar incólume el honor de una princesa extranjera que seguramente hasta desconocía el significado de la palabra «honor». El capitán decidió facilitar la evasión de Torreno. Bajó a la celda y tuvo una corta entrevista con él.

—Te has equivocado, Torreno —dijo para empezar, porque necesitaba reñirle.

—Señor —repuso humildemente Torreno—, la princesa fue insultada.

—Parece que fuiste tú el único en oír el insulto.

Torreno miró a su capitán, sin comprender.

—Señor —reaccionó al fin—, ella lo tuvo que oír.

—Ella seguro que ha oído muchas cosas. El que importa aquí es el príncipe.

—El honor del príncipe también se puso en cuestión.

—No me repliques. No me falta sino que mis propios soldados me den lecciones de honor. Pero a veces un comportamiento exagerado complica la vida —añadió, menos duro—. Nos la complica a todos. ¿Qué voy a hacer contigo? ¿No comprendes que me has puesto en un compromiso?

Torreno no comprendía.

—Tuviste que haberle dado una oportunidad —dijo el capitán, molesto—. No se puede matar a un hombre así como así, sólo porque te pareció que había pronunciado unas palabras que ni siquiera iban dirigidas contra ti.

—Señor —se sonrojó Torreno—, él las dijo.

—Pues no importa. No es suficiente. Te has convertido en un asesino.

El capitán miró duramente a Torreno, que seguía estupefacto.

—Tú dices que la princesa oyó —siguió después, con cierta mala idea, pues el candor de Torreno le estaba irritando—, pero ella dice que no oyó nada. Nada en absoluto.

Torreno suspiró como sólo suspiran los enamorados. No dijo nada. Parecía completamente resignado.

—Bueno, voy a darte una oportunidad. Has matado a un hombre y debería matarte. Así el príncipe se quedaría satisfecho. Pero aunque tú nunca sepas agradecérmelo, voy a ser magnánimo. Te vas a escapar esta noche.

Al capitán le tentaba la oratoria y había dicho las últimas palabras porque quedaban bien, pero, ciertamente, en aquel momento, Torreno no era capaz de agradecer a su capitán la devolución de la libertad y la vida. Torreno estaba lejos de dominar el mundo, y cuanto sucedía escapaba a su juicio. Si el capitán había decidido que se escapara, era porque así habría de suceder. De todos modos, no fue tan sencillo. Sacar a Torreno de la fortaleza haciendo como que salía él, no era una empresa fácil. Pero, al fin, aquella misma noche —una magnífica noche de luna llena, lo que obstaculizó la operación—, Torreno se encontró al otro lado de la muralla, bajo la protección del bosque. Le habían vestido de campesino y en sus bolsillos encontró unas monedas de oro. Todo lo que le habían recomendado era que cruzase el Danubio cuanto antes.

El Danubio, cualquiera sabía dónde estaba. Le habían señalado la estrella por la que había de guiarse durante la noche, pero eso de caminar de noche y dormir de día era algo a lo que Torreno nunca se había llegado a acostumbrar. De modo que, como no había nadie que lo obligara, aquella misma noche de luna llena durmió a unos metros de la celda de donde el capitán lo había sacado tan dificultosamente. Y durmió todas las noches y anduvo todos los días y nunca buscó en el cielo la estrella que debía guiarle y, a pesar de todo, llegó al Danubio.

Cuando las aguas grises del Danubio emergieron ante sus ojos, Torreno se estremeció. Todavía recordaba el malestar indescriptible del viaje de ida. Todavía se revolvía su estómago pensando en el oleaje de aquellas aguas bajo sus pies. ¿Quién le obligaba a cruzar el Danubio?

Hasta el momento, Torreno se había alimentado de caza furtiva y yerbas silvestres, pero ahora tenía que pensar en un medio fijo de subsistir. No iba a pasarse la vida de un lado para otro como un animal. Sentía querencia hacia los pueblos, las aldeas, las agrupaciones de seres humanos. Hasta los animales lo sienten. Torreno quería comer bien y quería una cama de verdad. Quería vivir bajo tejado. Hundió las manos en los bolsillos, acarició las monedas de oro y tomó un camino, decidido a poner fin a su huida.

No fue difícil. Por aquellos tiempos abundaban los personajes errantes, desertores y vagabundos de toda especie. Julio Torreno halló su lugar en una aldea umbrosa y rica. Aprendió un oficio, conoció a una mujer y fue padre por cinco veces. Así transcurrieron dos largas décadas de paz, amor y prosperidad.

Un día apareció ante la puerta de su casa un hombre que se le quedó mirando fijamente y que, al fin, dijo:

—¿No eres tú Torreno, el que iba a Transilvania en la compañía del capitán Ayala?

—Ese era —repuso Torreno.

—¿Y qué demonios haces aquí? ¿Es que desertaste después que yo?

Torreno apenas había prestado atención al desconocido, pero ahora levantó los ojos de su tarea.

—Y tú, ¿cómo sabes tanto de mi vida —preguntó, escamado.

—Soy Casto, el aragonés.

—Sí que me acuerdo —dijo, reflexivamente Torreno, dejando sobre la mesa el yunque—. Pero has cambiado mucho.

Era cierto. El aragonés tenía ahora una cabeza enmarañada, usaba una barba larguísima y parecía investido de una majestuosidad nueva.

—Me he hecho médico —comunicó, muy serio.

—¿Era verdad que te fuiste con los anaptistas?

—Con ellos estuve, pero no duré mucho. Son muy inocentes, todo lo dan y todo lo quieren. O te haces a sus gustos o reniegas de ellos. Antes del año, los abandoné. En cambio, pasé mucho tiempo con los salvajes. Me fue muy bien con ellos. No nos hablábamos más que por sonidos. Durante años no he pronunciado ni una palabra, ni falta que hacía. Hasta que me acometió la necesidad de hablar. Me dio miedo olvidarme. Por eso pensé en hacerme médico y recorrer pueblos. No sé por qué —añadió, filosófico— le entra a uno la nostalgia de los hombres. Aquéllos no eran hombres del todo. Para vivir

109

son fáciles. Cada uno va a lo suyo, sin complicaciones, sin embustes y, si consigues su aprecio, entonces ya has resuelto tu vida. Muchas veces pienso en ellos, la verdad. Pero vete a saber si esos seres tienen corazón —su mirada volvió de muy lejos—. Lo peor era lo de los gritos. Yo ya me he quedado ronco para siempre, y todavía, cuando me despierto, emito un par de ellos. Eso ya no me lo he podido quitar. Y a ti, ¿cómo te ha ido?

Torreno le dio sucintas noticias de su vida. Después, le invitó a comer y a alojarse en su hogar aquella noche.

—No me meto en hogares ajenos —dijo Casto—. Además, estoy acostumbrado a dormir al raso.

Torreno le devolvió una mirada intrigada. Durante el almuerzo, rodeados de la familia de Torreno, no hablaron mucho, pero después se pasaron la tarde intercambiando recuerdos, como si el tiempo que habían pasado en el batallón hubiese sido el más largo e importante de sus vidas. Cuando al anochecer Casto se retiró hacia el bosque, prometiendo que por la mañana volvería para despedirse, Torreno se quedó pensativo.

No durmió aquella noche. A su lado, su mujer, con sus cabellos esparcidos sobre la almohada, respiraba tranquilamente. No era, en realidad, muy distinta de la princesa olvidada.

Cuando Casto llegó, Torreno lo esperaba a la puerta de su casa.

—Voy a irme contigo —dijo.

—¿Por qué? —preguntó el aragonés—. Tienes una mujer bella y hacendosa, hijos sanos y un oficio respetable. No sé cómo puedes querer dejar todo esto a cambio de la vida ambulante que llevo yo.

Torreno esbozó un gesto de incertidumbre.

—Eres un tipo curioso —concluyó el aragonés—. Yo estoy ya habituado a andar solo y no sé si seré buena compañía, pero, al fin, me he pasado tantos años sin hablar que tengo ganas de desquitarme. Por mí, haz lo que quieras.

Torreno miró vagamente hacia el umbral de su puerta. Las fiestas del final del verano se aproximaban y todos los aldeanos decoraban las puertas y las ventanas de sus casas. La suya solía ser de las mejores. Casto echó a andar. Al rato, Torreno se emparejó con él.

Nacía la mañana, espléndida, y una suave humedad se derramaba sobre los árboles y los campos. Los pájaros cantaban. Así empezó otra época de la vida de Torreno: la ruta a lo largo de la orilla derecha del Danubio, en la casi siempre silenciosa compañía de Casto, el aragonés, que, aun cuando había afirmado que tenía ganas de hablar, había olvidado la costumbre de hacerlo. No perdían nunca de vista el río, dormían en playas, campos o bosques. Muchas veces miraban hacia la otra orilla. Una mañana dijo Casto:

—¿Sabes en lo que estoy pensando?

Torreno asintió.

—Estoy pensando en atravesar el río —siguió

111

diciendo el aragonés, sin volverse hacia Torreno.

Nadie dijo nada durante un rato.

—¿Qué harás tú? —preguntó Casto al fin.

—Yo me quedo —dijo Torreno—. Un río como éste sólo puede atravesarse una vez.

Casto no insistió. Un amanecer se despidieron, sin ceremonias. Torreno se sentó en la arena y vio cómo el barco de Casto se alejaba. Después, se quedó dormido, porque aquella noche no había podido dormir, le había entrado como un desvelo. Tal vez sentía que quedarse allí, sin ninguna razón importante, era absurdo, tal vez le entristecía tener que deambular ahora solo. Al mediodía reemprendió su marcha y aquella noche se acomodó en una cueva de las montañas. Cuando los rayos del sol iluminaron el espacio de la cueva, Torreno encontró un sitio para todo: el rincón donde dormir y el rincón donde cocinar. Y se quedó en ella hasta el fin de sus días.

Y mientras este fin se aproximaba, Torreno se fue convirtiendo en una leyenda para los habitantes de toda la comarca. Desde la cima del monte que le servía de vivienda se divisaba un buen trecho del Danubio y todos sabían que Torreno, allí en lo alto, se dedicaba muchas horas a pensar en Dios y en los hombres. Estos le consultaban. A la caída de la tarde, a unos pasos de la cueva, aguardaban la salida del ermitaño para pedirle consejo. Unas veces salía y otras no. Pero cuando salía, todos volvían a sus aldeas reconfortados.

Torreno era un hombre sin memoria, de modo que, cuando los hombres le relataban sus penas, sus desgracias, sus pequeños contratiempos, él no podía entenderlos y daba la solución adecuada, iluminada por la luz de la imparcialidad. Recomendaba cosas extrañas, que todos consideraban mágicas. Hacía que los hombres se trasladasen a remotos lugares, se desprendiesen de determinadas cosas o adquiriesen otras. Y era eso lo que ellos querían de él. Algo terminante, no un dulce consejo. Pero el final se acercaba y Torreno lo presentía en la debilidad del cuerpo, en las vagas e infinitas dolencias que le acometían y que muchos días le obligaban a permanecer tendido sobre el suelo de la cueva. Los aldeanos, en tales ocasiones, emprendían al anochecer el regreso a su hogar, cabizbajos y desamparados.

Cuando de golpe Torreno fue invadido por la gran pena de las personas que había conocido y tal vez amado, en ese momento en que bruscamente se abrió la huella que habían dejado en su alma, comprendió que iba a morir. No podía soportar el peso de la nostalgia de su hogar. Lloró imaginando el color amarillo del campo de su infancia, el pequeño río al fondo del barranco, el sol cegador que caía sobre las casas. Vagamente, vio a sus padres, a sus hermanos, a la princesa rubia en la muralla, confundida con la figura de la esposa que le había dado cinco hermosos hijos, vio también al capitán que en la soledad de la celda le había obligado a huir y al soldado muerto en la azotea del castillo y a Casto que se alejaba remando hacia la orilla izquierda del Danubio. Sintió el dolor de todas aquellas personas y se sintió a sí mismo. Lleno de angustia, salió de la cueva, se puso a andar y ya no se detuvo.

Su cuerpo fue encontrado millas abajo del Danubio, encallado en una pequeña playa. No logró, pues, atravesar el río. Y en seguida la leyenda se extendió y se glorificó. Todos aquellos pueblos que el río bañaba desde el lugar en el que Torreno, purificado por la fiebre, la debilidad, la penitencia, debía haber caído al agua, hasta el punto en que su cuerpo fue hallado, fueron regalados durante siete años consecutivos con extraordinarias cosechas. Y fueron los únicos que, extrañamente, el Turco no llegó a arrasar cinco años después, en una cruenta guerra. Torreno, que había dado consejos antes de morir, empezó, muerto, a realizar milagros. Todavía hoy, el recuerdo del ermitaño castellano está vivo en la memoria de esos pueblos.

UNA ENFERMEDAD MORAL

Siempre me ha gustado Juan R. No es muy expansivo, aunque en ocasiones puede llegar a ser bastante hablador. Tiene que haber bebido, al menos, un par de copas. Lo mejor, entonces, son sus conclusiones, exageradas y, en el fondo, exactas. He llegado a comprender que, cuando se expresa con mayor exageración es, precisamente, en aquellas ocasiones en que la duda le posee. Juan R., molesto con su propia vacilación, es tajante. Pero yo creo que tiene razón, a pesar de sus dudas y tal vez a causa de ellas.

La última vez que le vi, en un país extraño, en una ciudad en la que los dos estábamos de paso, me abrió su alma. Nos habíamos encontrado en una calle céntrica y dedicamos los primeros minutos de nuestro encuentro a explicar nuestra presencia allí, lo que era, en ambos casos, bastante complicado. Comenzamos a celebrar aquel azar en un bar y proseguimos la celebración en uno de los mejores restaurantes de la ciudad. Pedimos un raro vino y encargamos un menú fabuloso, pues estábamos deseosos de demostrar de algún modo nuestro contento. El vino llegó en seguida y nuestras copas fueron colmadas y vaciadas varias veces antes de que el desfile de platos diera comienzo. Fue entonces, antes de comer, cuando Juan R. habló.

—Yo tenía trece años más o menos —dijo—. Como sabes, mi hermano me lleva tres, y en ese momento tres años es una barbaridad. El verano estaba a punto de concluir y ya estábamos todos reunidos. Mi hermano había pasado las vacaciones en el Norte, en casa de unos amigos. A mis hermanas y a mí nos habían enviado a la playa. Mis padres habían permanecido en la ciudad, ocupados del arreglo de la casa a la que acabábamos de mudarnos. Nos visitaron en dos ocasiones, y aun cuando mi padre insistió en que mi madre se quedase con nosotros, ella no quiso dejarle a él toda la labor. Todos sabíamos que no tenía ningún mérito. A mi madre le encantan los traslados. A nuestro regreso, la casa ya estaba puesta con todos sus detalles y a mi padre le acometió el deseo de un viaje. A diferencia de mi madre, mi padre es una persona bastante silenciosa y poco comunicativa que, inesperadamente, sucumbe a grandes caprichos. Era domingo y las ventanas del comedor estaban abiertas. Habíamos acabado de comer. Dijo mi padre: «He reservado habitaciones en L'Etoile para la semana que viene.»

116

—Nos miró, satisfecho. Conocíamos L'Etoile. Habíamos tomado refrescos en la terraza, pero nunca habíamos dormido allí. A mi padre le empezaban a ir bien las cosas y quería celebrarlo.

—De repente, frunció el ceño.

«Tengo todos los pasaportes menos el tuyo», dijo, mirando a mi hermano.

«Lo he perdido», repuso prontamente mi hermano, aunque se ruborizó.

—Era el mayor, y mi padre lo trataba como tal. Creo recordar que había sido él quien, antes del verano, le había dado el pasaporte junto con varias recomendaciones. Ante aquella respuesta, mi padre se sintió insultado y quiso saber cómo había sucedido. Pero mi hermano se limitó a exponer que simplemente lo había perdido, que cuando había hecho la maleta para regresar no lo había encontrado.

—La dicha del Hotel L'Etoile se nubló. Todos confiábamos en que mi padre arreglaría el asunto, pero su humor ya se había estropeado.

—Pero yo sabía que mi hermano mentía, aunque no comprendía por qué. Había visto su pasaporte en el fondo de su cajón, que había abierto en busca de cerillas. Estaba seguro de que estaba allí, y nada escondido por cierto. Estuve a punto de decirlo, pero me callé. Mi hermano había dicho que lo había perdido durante el verano, que no lo había vuelto a meter en su maleta. Los tres años que nos separaban le daban autoridad para mentir, de forma que, aunque inquieto y también algo enrojecido, no dije nada. Pero cuando mi hermano se ausentó, fui a su mesa en busca del pasaporte. Ya no estaba en el cajón. Busqué por todas partes y al fin lo encontré en la biblioteca, tras los libros. Lo abrí: estaba todo sellado, todas las páginas, de arriba abajo. Nombres de diversos países, en la letra morada de los matasellos, lo llenaban. Leí ávidamente aquellos nombres, con la vista medio nublada. Luego, lo dejé en su lugar.

Juan R. hizo una pausa. Me miró con los ojos brillantes.

—No lo envidié por sus misteriosos viajes —prosiguió—. Aquellos nombres no me dijeron nada, no me inspiraron ninguna curiosidad. Lo que me aterrorizó fue el silencio de mi hermano. A su edad, había recorrido el mundo y no había sentido necesidad de decírmelo. Compartíamos la misma habitación, leíamos los mismos libros, nuestras aficiones no diferían esencialmente. A veces, hablábamos. Yo podía tener la vaga sensación de que los tres años que me llevaba lo hacían diferente, pero nunca hasta ese momento comprendí que lo que nos separaba no eran sólo tres años. El era distinto. Aquella intuición pasó, con el tiempo, a convertirse en certeza.

Llené las copas.

—Puedes utilizar esta historia —dijo, con una leve sonrisa—. No me importaría que alguien la aprovechara —me miró, tratando de valorar la impresión que me había producido—. Me gustaría que la escribieras —se decidió al fin.

Y, después, concluyó:

—Por supuesto, fuimos al Etoile, porque mi padre consiguió un pase para mi hermano, a quien, más tarde, se le dio otro pasaporte. Fueron las últimas vacaciones que pasamos todos juntos. Parecíamos una familia rica y feliz.

Presa de la melancolía de Juan R., fui consciente de la dificultad de la empresa. Sería difícil reproducir la historia tal y como la acababa de escuchar de sus labios. Cualquier descuido podría traicionarla. Había cesado de hablar y sus ojos se perdieron.

Lo imaginé en la terraza de L'Etoile, a la luz dorada de la tarde, rodeado de su familia. Allí estaba su hermano, enfrente suyo, tomando un granizado de limón con expresión ausente. En la mesa de al lado, otra familia prolongaba sus vacaciones. Pero el mundo carecía ya de unidad. Tras las páginas selladas del pasaporte, se había vislumbrado el vértigo del universo. Sobre él se había edificado su vida. Y el abismo seguía bajo nuestros pies.

El camarero depositó sobre nuestra mesa otra botella de vino y nos anunció que el primer plato llegaba inmediatamente. Aun antes de que llegara, Juan R., con la mirada fija en el mantel al que habían caído algunas gotas de vino, dijo, en tono de quien ha llegado a una conclusión reveladora:

—Hay personas aquejadas de una profunda enfermedad moral.

119

EL ORIGEN DEL DESEO

A mi madre

Era costumbre de la familia de mi madre reunirse durante el verano en casa de mi abuela. Era un piso no muy grande en el que nos instalábamos dos familias. Además de los residentes habituales de la casa: mi abuela, su hijo soltero, la cocinera y la doncella. Nosotros ocupábamos hasta el último rincón de la casa. No recuerdo que mi abuela se enfadase jamás y, sin embargo, era muy formalista. La veo peinándose frente al espejo, las horquillas sobre el tocador y el cabello gris sobre los hombros, antes de hacerse su complicado moño y de colocarse alrededor de la garganta la tirilla blanca y negra. Siempre vestida de negro, siempre derecha, siempre impecable. Ninguna joya, ninguna pintura sobre su rostro. Paseábamos cogidos de su mano y a veces nos compraba pasteles, pero no le gustaban los caprichos. Ella no era caprichosa. Le bastaban sus trajes negros, su tirilla, su cabello bien cepillado y bien peinado. No era rica, no nos dejó nada. Pero en su armario había muchas cosas y algunas veces nos las enseñaba. Cosas sin valor, recuerdos. Tenía una hermana misionera que le enviaba objetos típicos de quincallería china. Había raso y marfil en aquel armario y, sobre todo, muchas cajas, muchos cajones. En ese armario, dividido y ordenado, se guardaba el mundo. China era el mundo.

La abuela pasaba parte del invierno con nosotros, por lo que estábamos acostumbrados a ella, pero todavía me sorprende que ella se mostrase tan acostumbrada a nosotros. Ninguna de las dos familias invasoras era muy numerosa, pero, sumadas, aportaban seis niños a una casa, desde hacía años, sólo habitada por adultos.

Esa era nuestra casa de los veranos y, como todas las casas, tenía sus zonas oscuras, que nunca llegué a conocer enteramente. Estaba el trastero, al que se llegaba atravesando la cocina y donde se guardaban las maletas, las mantas, alguna ropa de abrigo que no cabía en los armarios y una cubertería de plata que nunca se usó. El trastero, con la luz encendida, no daba mucho miedo. Algo más de miedo, además de otras cosas imprecisas, daba el cuarto de la doncella, que estaba enamorada de mi tío. Creo que sólo entré en él dos veces en mi vida, entre otras cosas, porque la doncella lo cerraba siempre con llave —supongo que ésa era una precaución bastante sensata, considerando la invasión estival—. De las dos veces que entré no conservo un

122

recuerdo ni nítido ni agradable. Era un cuarto ascético, muy desnudo, muy triste. Parecía innecesario guardarlo bajo llave. Me parece que había una maleta debajo de la cama, pero no hubiera deseado abrirla.

La auténtica zona oscura, misteriosa y profundamente atrayente para todos nosotros estaba al otro lado de la puerta. Al otro lado del descansillo. Allí, junto a nosotros, vivían los Arroyo. Yo tenía de ellos una información vaga. En casa de mi abuela siempre se estaba hablando de ellos, incluso cuando no se hablaba. Era como un susurro permanente. La doncella se pasaba muchas horas espiando tras la mirilla. Los Arroyo siempre llegaban a altas horas de la noche, borrachos. Su vida era un escándalo. Por la noche se oía un alboroto en la calle que tardaba en extinguirse y, al cabo, un estruendo en las escaleras y alguien decía: «Ya están los Arroyo», «otra vez los Arroyo».

Pero nunca llegué a conocerles. Iba con mi madre por la calle y nos cruzamos con uno de ellos. Ella me informó después, volví la cabeza y sólo vi las espaldas de un hombre alto y vestido de negro que se alejaba. Otra vez, nos encontramos con mi tío cerca de casa y nos dirigíamos con él hacia el portal cuando se detuvo a hablar con unos amigos. También después, supe que había tenido a un Arroyo frente a mí. Los Arroyo, de día, pasaban inadvertidos. No había nada que los singularizase y yo me sentía remotamente decepcionada.

No sé si el único niño de entre los primos los envidiaba secretamente, pero entre las chicas no había duda: todas hubiéramos dado cualquier cosa por conocerles y llamar su atención. Incluida la doncella, que era tan devota y estaba enamorada de mi tío. En cuanto a mi tío, él era también un poco como ellos y toda la familia se sentía orgullosa de él. Era un eterno opositor. Y la figura central de la casa. Todos vivíamos a su alrededor. Con frecuencia, nos dejaba jugar en el hermoso mirador entarimado de su cuarto. En él se encerraba a estudiar durante toda la noche. La luz se filtraba por debajo de la puerta. Después de la cena, todos hablábamos en voz baja. Aparecía a media mañana, con su bata de seda y sus zapatillas de *boxcalf* que luego dejaba bajo los sillones. Se instalaba frente al balcón y allí consumía lentamente un puro y pequeñas tazas de café. Parecía muy satisfecho de su vida en aquel momento y, dijera lo que dijera, nos conquistaba. Pero no todas las noches se quedaba en su cuarto. Muchas salía, por lo que sus regresos coincidían con los de los Arroyo, en nuestra imaginación y, probablemente, en la realidad. Sólo que nadie censuraba las salidas de nuestro tío. A la mañana siguiente, aparecía más tarde. A veces, incluso no se levantaba para comer. Pero nadie hablaba de él. Toda la censura estaba reservada a los Arroyo.

Pero, al fin, todo se disolvió en el recuerdo. Mi abuela dejó de existir un mediodía, rápida y silenciosamente. La muerte de mi tío, también rápida, tuvo un carácter trágico. La doncella se recluyó en un convento de clausura, en un gesto sincero y dramático. El piso de mi abuela fue cerrado. Los veranos cambiaron.

* * *

Sólo muchos años más tarde, pregunté a mi madre por los Arroyo. Por primera vez, hablamos de ellos. La tarde caía y mi cuarto se iba quedando casi a oscuras mientras mi madre, al otro lado del hilo telefónico, me relataba la verdadera vida de los Arroyo.

Así supe que en la puerta contigua a la nuestra, en el centro del descansillo, habían vivido sus abuelos. Ellos habitaban el piso de la derecha. Detrás de la puerta que caía enfrente de la nuestra. Eran cinco hermanos. Las dos chicas, de quienes yo nunca había oído hablar, habían muerto muy jóvenes, de dolorosas enfermedades. Una de ellas en un convento. La madre de los Arroyo se pasaba las tardes en el piso de los abuelos, acompañándoles y rezando rosarios con la abuela. El padre de los Arroyo, que era ingeniero del Estado, era, al parecer, una persona extremadamente buena y afable y despertaba, entre quienes le conocían, una especie de veneración. En la casa, todos sabían que los tres hermanos salían al caer de la tarde para volver a altas horas de la madrugada completamente borrachos. Pero nadie informó a sus padres, que seguramente lo sabían. Nadie hablaba de ello. El sereno les ayudaba a subir las escaleras y el ama que los había visto nacer abría cuidadosamente la puerta al percibir el alboroto en las escaleras. Entre los dos les acostaban. Así habían sido sus vidas, día tras día. Todo el mundo tenía la certeza de que los Arroyo acabarían mal, y así sucedió. Habían muerto ya, locos y enfermos.

«Locos y enfermos.» Esas fueron las últimas y vagas palabras de mi madre, que se extendieron sigilosamente por mi cuarto en penumbra. Aquellos hombres altos y vestidos de oscuro que yo no había llegado a ver jamás, habían encarnado para mí, con sus correrías nocturnas, el misterio de la vida. Y cuantas veces los busqué inútilmente a través de la mirilla de la puerta, sentía vibrar la vida en mi interior. Pero el descansillo siempre estuvo vacío para mí. Pasados tantos años, tuve que preguntarme si el descansillo no estuvo, también, siempre vacío para ellos. Y supe que, lo que desde el interior del piso de mi abuela me arrastraba hacia ellos, era, en parte, ese temor.

INDICE